A COMMUNIQUER
A L'HEMICYCLE

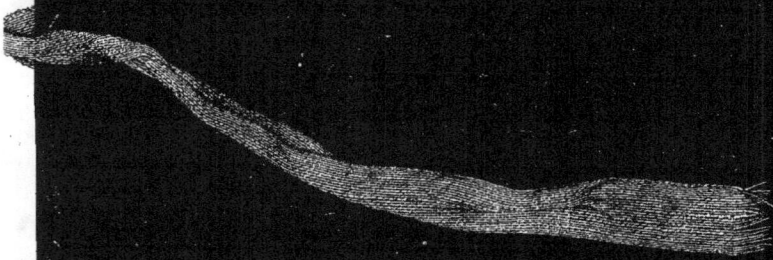

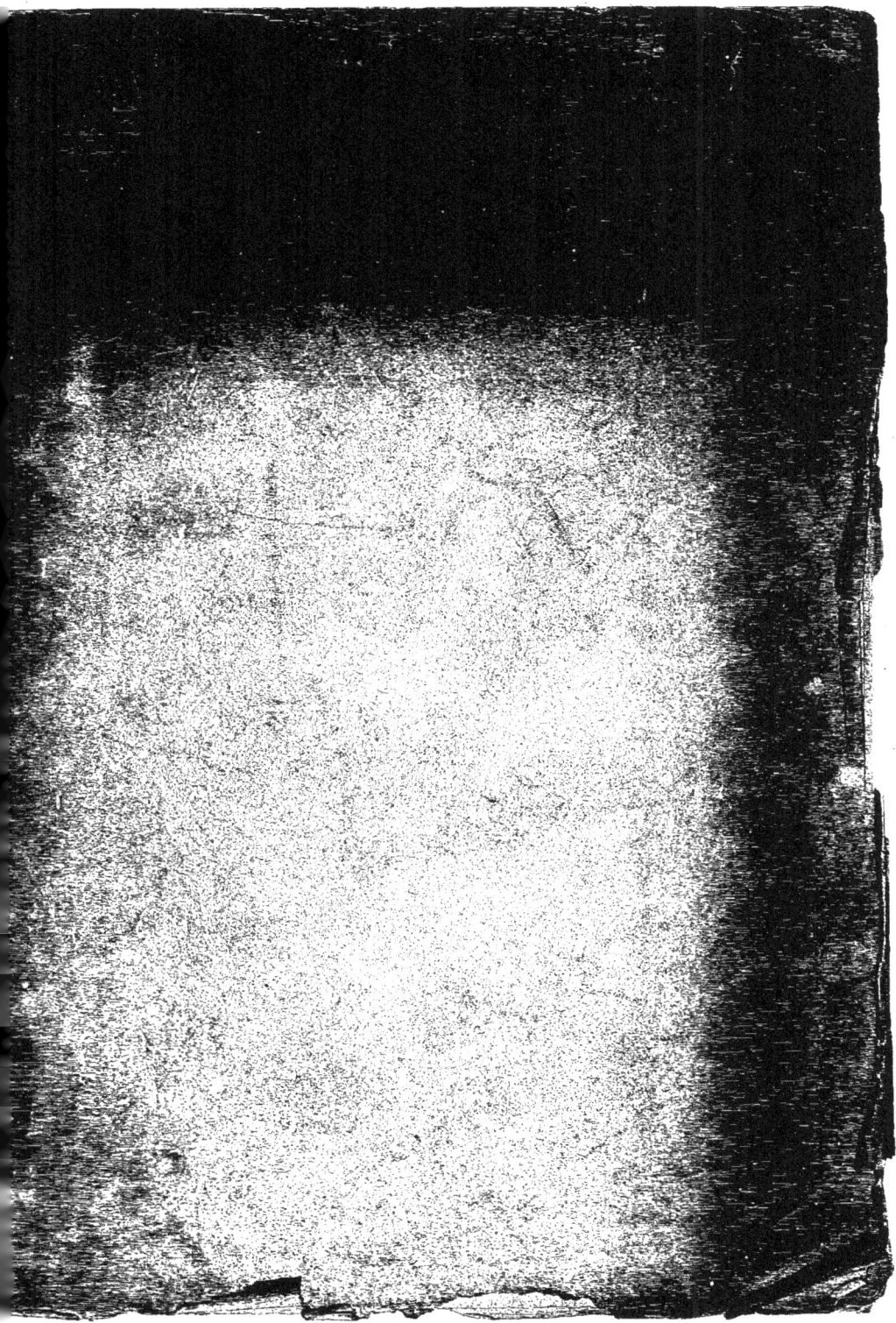

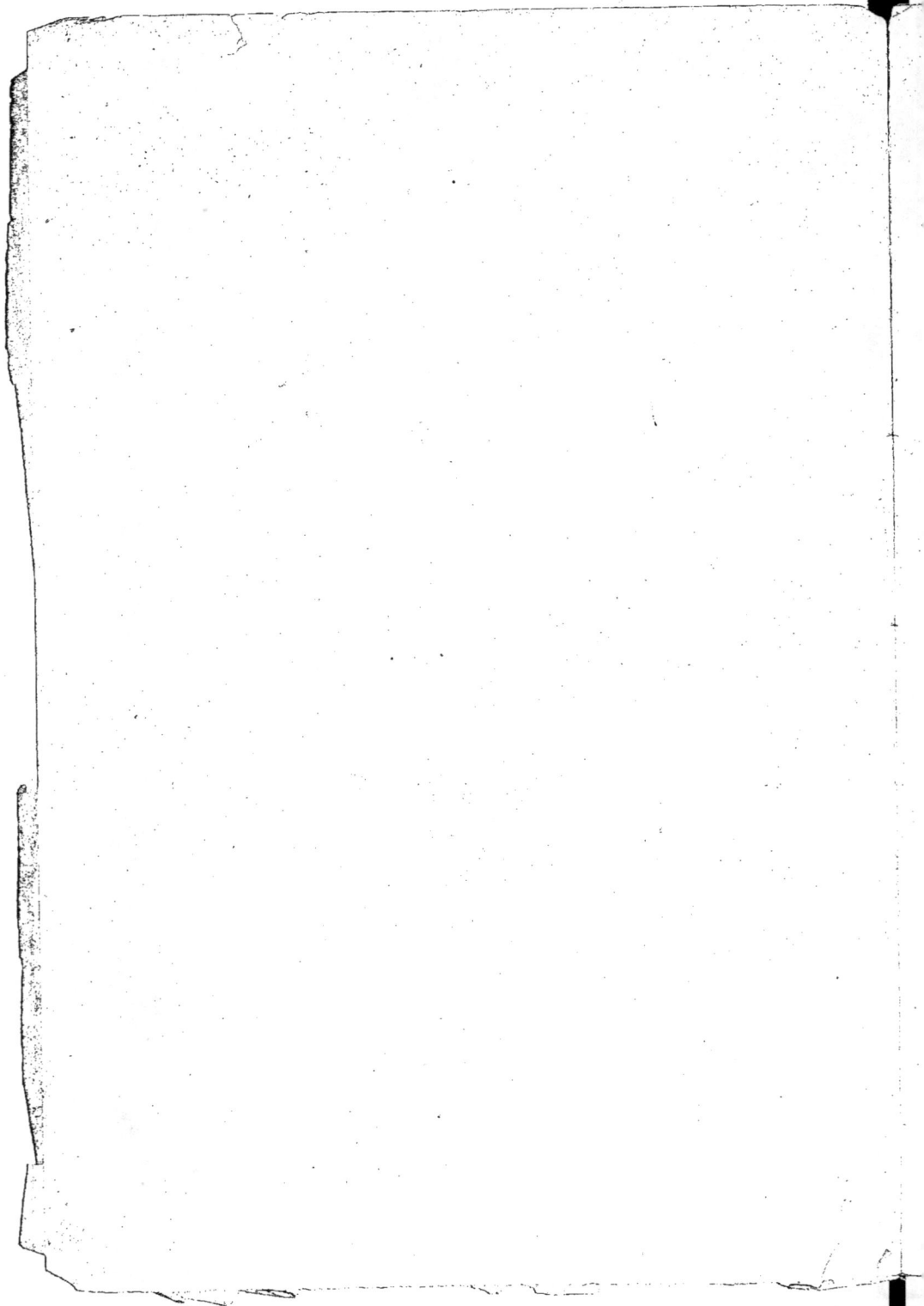

LE MILDEW

ET SES

TRAITEMENTS

Par Émile MASSON

*Ancien Élève de l'Institut national agronomique,
Professeur d'agriculture à Beaune.*

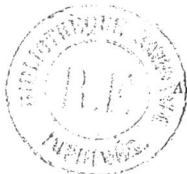

SOMMAIRE :

Caractères botaniques et mode de végétation de la maladie
Historique de la découverte du sulfate de cuivre
Observations faites en Bourgogne en 1884 et résultats obtenus avec la dissolution sulfatée pendant les campagnes de 1885 et 1886
Valeur relative des principaux procédés de traitements
Un nouveau procédé à base de sulfate de cuivre et de carbonate de soude
Poudres anticryptogamiques très adhérentes

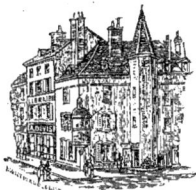

BEAUNE

LIBRAIRIE ANTONIN DEVIS
4, rue Maufoux, 4
1887

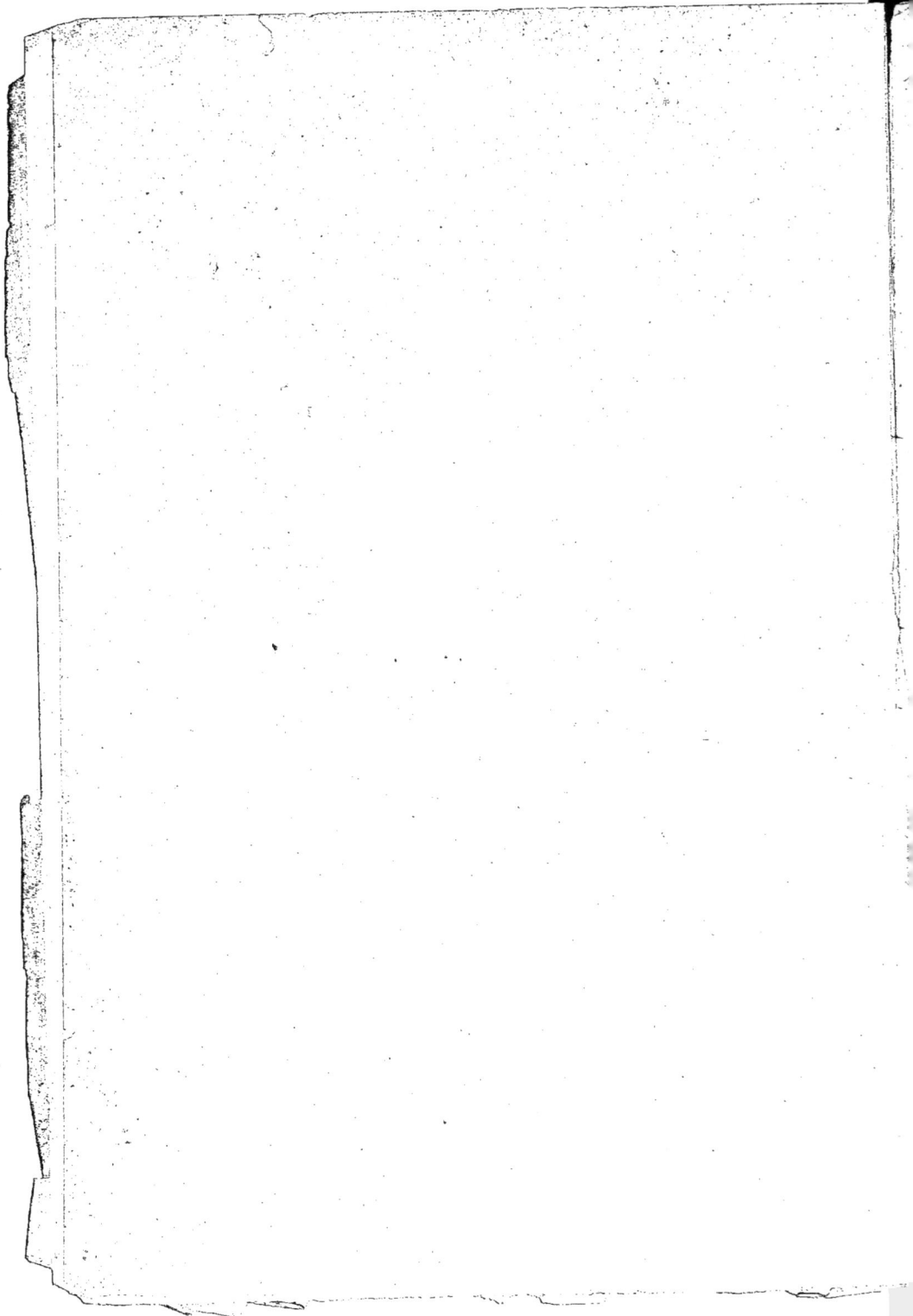

LE MILDEW

COMPTE-RENDU IN EXTENSO

DE LA

Conférence faite à Beaune à propos du Concours de Pulvéri-
sateurs qui a eu lieu à l'Ecole de Viticulture le 24 Avril
1887

SOMMAIRE :

Caractères botaniques et mode de végétation de la maladie
Historique de la découverte du sulfate de cuivre
Valeur relative des principaux procédés de traitements
Un traitement nouveau par le sulfate de cuivre et le carbo-
nate de soude

MESSIEURS,

Le Comité d'agriculture de Beaune en organisant le
Concours d'appareils anti-cryptogamiques auquel vous avez
assisté hier et aujourd'hui, m'a chargé de vous entretenir
de la question du Mildew et de ses traitements, question
qui, comme vous le savez, est extrêmement importante et
d'un intérêt capital pour notre région. Mais, avant d'aborder,
ce grave sujet, permettez-moi de remercier le Comité d'agriculture de l'honneur qu'il m'a fait en me chargeant de cette
conférence, car on n'a pas tous les jours la bonne fortune de
parler devant un public d'élite composé d'inventeurs, de
praticiens et de savants, et, si j'ai accepté la tâche de vous
exposer l'état actuel de la question du Mildew, ce n'est point
avec la prétention de vous apprendre quelque chose de nouveau sur les caractères de la maladie, sur son mode de développement et les moyens de la combattre, — car je sens
que je ne suis pas en présence d'élèves mais de maîtres, —
c'est surtout pour faire connaître aux personnes étrangères
à notre région les procédés de traitements employés en
Bourgogne et les résultats qu'on en a obtenus depuis que la
viticulture est en possession d'un moyen vraiment efficace et

2

tout à fait pratique, d'arrêter l'invasion d'un des plus terribles fléaux qui s'attaquent à la vigne.

Historique de la maladie

MESSIEURS,

Le Mildew est un de ces redoutables champignons cryptogamiques dont la classe est si nombreuse en botanique et qui font de si grands ravages dans nos cultures.

Son nom scientifique est le *Peronospora viticola*. Il a beaucoup de rapports avec le *Peronospora infestans*(1) de la pomme de terre, le *Peronospora gangliiformis* ou meunier des laitues, le Peronospora des navets, du trèfle etc., etc.

A part des différences toutes botaniques, il se comporte de la même façon que ses congénères : sa propagation est aussi rapide et ses effets sont non moins terribles.

Il fait partie de ce sinistre cortège de maladies cryptogamiques, qui, telles que l'anthracnose, le black-rot, l'oïdium, le pourridié, le coniothyrium, le cladosporium etc., s'attaquent à la vigne et causent des dommages incalculables dans les vignobles de France et de l'étranger.

Il est connu depuis très longtemps en Amérique où il fut constaté pour la première fois par un botaniste nommé Schweinitz.

Il fut successivement étudié par Burkeley, Curtis et de Bary. C'est ce dernier qui, dans un travail qu'il publia en en 1863, lui a donné le nom de *Peronospora viticola* sous lequel il est connu en botanique.

En Amérique, le Mildew cause des ravages considérables dans la plupart des vignobles ; il y sévit quelquefois avec une telle violence que certaines variétés de cépages, tels que le Jacquez, n'ont pu s'acclimater dans la zone nord de la culture de la vigne, et ont dû rester confinées au midi.

En Europe, le *Peronospora viticola* a été observé pour la première fois en France, vers 1878, par M. Planchon, le célèbre professeur de Montpellier, qui lui a conservé son nom de Mildew (en français moisissure) sous lequel il est connu aux Etats-Unis.

Presqu'en même temps il fut signalé sur plusieurs points de l'Europe : en Italie, en Espagne, en Suisse, en Allemagne, en Autriche, en Hongrie, en Grèce, en Turquie, en Rus-

(1) Nommé encore *Phytophtora infestans*.

sie, etc.; et, dans les années suivantes, il prit une grande
extension en France où il envahit rapidement le Languedoc,
la Provence, le Lyonnais, le Bordelais, la Bourgogne, la
Champagne, la région du centre et des environs de Paris.

C'est en 1880 qu'il pénétra pour la première fois en Algé-
rie ; depuis cette époque il y occasionne chaque année des
pertes considérables.

Aujourd'hui on peut dire que presque tous les vignobles
européens sont littéralement infestés par la maladie ; mais,
dans le nombre, il y en a qui sont plus ou moins gravement
atteints : dans quelques-uns les dégâts sont insignifiants,
dans d'autres ils sont plus graves et dans d'autres encore ils
sont tout à fait désastreux. L'intensité du mal est variable
chaque année avec les circonstances météorologiques plus
ou moins favorables qui peuvent se présenter.

Origine

D'après la plupart des cryptogamistes actuels, de Bary,
Prillieux, Cornu, Pirotta, Farlow, etc., le Mildew est d'origine américaine : il serait venu avec des vignes d'Amérique introduites en Europe dans les collections.

Ce fait paraît d'autant plus vraisemblable, que, si le Mildew
avait véritablement sévi en Europe avant 1878, il serait
bien extraordinaire qu'il n'eût point été reconnu avant cette
époque, attendu que dès 1868, époque à laquelle est apparu
le phylloxéra, on était prévenu contre les plus petites altérations des organes de la vigne et qu'on n'aurait pas man-
qué de reconnaître le Mildew, qui, du reste, se traduit par
des caractères extérieurs très visibles et très faciles à constater à l'œil nu. De plus, le fléau aurait fait preuve d'une
irrégularité d'intensité et d'une intermittence d'apparition
aussi extraordinaires qu'inexplicables.

Il y a cependant de nombreuses divergences d'opinion
à propos de l'origine du Mildew, et des viticulteurs distingués ne pensent point que le Mildew nous soit venu d'Amérique. De ce nombre est M. Pulliat, le savant professeur de
l'Institut agronomique, qui dit que les effets du Mildew sont
identiques à ceux causés par une maladie connue depuis
longtemps dans le Lyonnais sous le nom de melin, et que
cette maladie exige pour se développer des conditions d'humidité et de chaleur analogues à celles du Mildew. Mme Pon-
sot, propriétaire-viticulteur dans le Bordelais affirme aussi
que le Mildew existait avant 1878 sur certains cépages de
la Gironde, tels que le merlot, sur lesquels il se traduisait,

comme aujourd'hui, par le grillage des feuilles; on attribuait alors la cause de ce phénomène physiologique à l'influence de brouillards humides et. chauds, et c'est pour cette raison qu'on le nommait Brouillardage. M. Reich croit, de son côté, que le Mildew n'est autre que le mehl-thau (rosée de farine) des Allemands, qu'il avait eu l'occasion de remarquer en Suisse et en Allemagne depuis plus de 25 ans. — Enfin, je ne crois pas commettre d'indiscrétion en disant que M. Ricaud, l'honorable Président de la Société vigneronne, a publié des documents précieux sur la question, et que M. Latour, le secrétaire de la même Société, a signalé, l'année dernière, des faits très importants qui ont été consignés par un de ses ancêtres, et qui pourront peut-être jeter quelque lumière dans le débat.

Je n'insiste donc pas sur la question d'origine puisqu'elle est incomplétement élucidée. Il serait certainement intéressant de savoir, plus tard, si véritablement le Mildew existait déjà dans les vignobles d'Europe avant 1878, car dans l'affirmative, cela prouverait que la maladie peut disparaître pendant un grand nombre d'années ou ne conserver qu'une intensité qui en rend les effets à peu près inappréciables. Je sais que M. Pulliat fait en ce moment des recherches qui pourront nous renseigner sans doute à cet égard.

Aspect extérieur de la maladie

Voyons maintenant comment se manifeste le Mildew extérieurement ?

Le cryptogame se développe sur tous les organes verts de la vigne, mais principalement sur les feuilles et sur les grappes. Rarement on le rencontre sur les rameaux; jamais on ne l'a observé sur le bois bien aoûté.

Dès mai ou juin, quelquefois plus tard, on voit à la face inférieure des feuilles, et, dans quelques cas exceptionnellement rares, à la face supérieure, des efflorescences blanches, cristallines, disposées par plaques plus ou moins grandes et plus ou moins régulières, qui, à l'œil nu, ont l'aspect d'une poudre de sucre très fine. A la loupe ou mieux encore au microscope, il est facile de remarquer que ces plaques blanches sont formées par de petits filaments très nombreux et très rapprochés, supportant une multitude de corpuscules ovoïdes semblables à de petits œufs. Au bout de peu de temps, toute la page inférieure de la feuille est garnie de ce feutrage, et on ne tarde pas à voir sur la page supérieure, et en regard des efflorescences blanches, des taches jaunes qui brunissent en vieillissant, gagnent en diamètre, et deviennent bientôt confluentes. En peu de temps, la feuille se recoqueville sur elle-même, puis grille et tombe. La désarticulation a lieu quelquefois avant qu'elle ait pris la teinte feuille-morte.

Le cep étant dépourvu de la plus grande partie ou de la totalité de ses feuilles, la plupart des grappes, encore jeunes, grillent sous l'influence des rayons solaires ; les fonctions de nutrition et de respiration ne se font plus; les grains ne grossissent pas ou tombent avant la vendange; les raisins qui parviennent cependant à maturité sont acides et peu riches en sucre ; enfin les sarments sont languissants et leur bois ne s'aoûte pas.

Il en résulte donc que non-seulement la récolte est de mauvaise qualité et très réduite, mais encore que la vigueur du cep est fort compromise. Si la maladie sévit avec persistance pendant 3 ou 4 ans de suite, il peut arriver qu'on n'ait plus que des ceps chétifs, rabougris, n'étant même plus capables de fournir le bois de la taille, et que, finalement, ils meurent.

Sur les rameaux, les altérations du Mildew sont très rares; on ne les trouve qu'à l'extrémité des bourgeons tendres, herbacés; elles s'y traduisent par des taches brunes, livides, qui se creusent et se dépriment sans cesse. La conséquence de ces altérations, c'est que les sarments s'aoûtent mal et sont sujets aux atteintes des gelées d'hiver.

Sur les fruits, les dégâts ne sont pas moins graves que sur les feuilles. Quand le Mildew se déclare de bonne heure, il occasionne la coulure des grappes; s'il apparaît tardivement et après la fécondation, il se forme des taches livides sur les grains du raisin; ces taches, d'abord rougeâtres, deviennent brunâtres dans la suite; elles se creusent en même temps qu'elles changent de couleur et s'étendent en diamètre, et on ne tarde pas à voir les grains se flétrir, noircir, se dessécher ou éclater, enfin se désarticuler et tomber avant la maturité. Ceux qui restent se développent et mûrissent mal, et, à la cuve, ils viennent augmenter les inconvénients occasionnés par la chute des feuilles; leurs moûts ont une richesse gleucométrique très inférieure à ce qu'elle aurait été si la maladie s'était seulement manifestée sur les organes foliacés; de plus, les vins obtenus sont troubles, cassés, peu riches en alcool, très altérables et très difficiles à clarifier. Certaines années, et dans beaucoup de pays viticoles, la récolte a été diminuée des 2/3 ou des 4/5, en même temps qu'il y avait un affaiblissement de 3 à 4° dans le litre alcoolique des vins.

Les pertes dans les vignobles de qualité comme ceux de la Côte-d'Or et du Bordelais se sont chiffrées dans certains cas par plus de 25 à 30 millions.

Les altérations du grain se produisent quelquefois sans qu'il y ait émission d'efflorescences blanches à sa surface. M. Prillieux, le sympathique et savant professeur de l'Institut agronomique, a observé pour la première fois, en 1882, que les altérations du grain étaient bien dues au Mildew, comme celles des feuilles.

Le Mildew des grains porte différents noms en Amérique où il est désigné sous le nom de Grey rot (rot gris), Brown rot (rot brun), common rot (rot commun), Soft rot (rot juteux).

Conditions de propagation

Voyons maintenant quelles sont les conditions météoroolgiques que le cryptogame doit trouver réunies pour pouvoir se développer.

Les années où il se répand dans les vignobles, il y produit des pertes qui prennent quelquefois les proportions d'un véritable désastre et qui sont certainement aussi grandes que celles du Phylloxéra. Avec celui-ci, en effet, on est arrivé à un *modus vivendi* qui permet de pouvoir résister à la maladie, soit par l'application rationnelle du sulfure, soit par la culture de vignes américaines résistantes.

On peut donc de ce côté ne point désespérer de l'avenir des vignobles. Mais avec le Mildew, et jusque dans ces dernières années, la viticulture était absolument impuissante non-seulement à conjurer le mal, mais à en atténuer les effets ; aussi, à cette époque, les viticulteurs, déjà très éprouvés par le Phylloxéra, se demandaient avec terreur sur plusieurs points où le Mildew sévissait avec une intensité véritablement foudroyante, s'ils ne seraient pas obligés d'abandonner la culture de la vigne, étant donné qu'elle ne pouvait plus les rémunérer des frais d'entretien de leurs vignobles.

Ainsi la viticulture était dans cette situation critique, qu'après avoir lutté péniblement pendant plusieurs années contre le Phylloxéra, elle voyait fondre sur elle un fléau plus terrible cent fois que cet insecte, puisque celui-ci n'agit que lentement, tandis que le cryptogame prend en peu de temps un développement formidable, et peut même occasionner la la mort des ceps en persistant plusieurs années de suite avec intensité.

Si cette situation était restée quelques années encore sans remède, c'en était fait des vignobles ; et le précieux végétal était destiné à succomber, à brève échéance, sous les coups répétés et du Phylloxéra et du Mildew. C'eut été une véritable calamité publique, et la disparition de la vigne eût occasionné en France de véritables catastrophes économiques, car ce végétal est essentiellement français, et ses produits, uniques au monde, occupent encore, malgré les attaques dont il est l'objet, un des premiers rangs parmi nos produits d'exportation.

Heureusement qu'il y a trois ans à peine, un moyen de combattre le Mildew a surgi inopinément, et que, du reste, tous les ans les circonstances météorologiques ne sont pas favorables au développement du mal.

Quelquefois, il est un, deux, trois ans et plus sans apparaître ou sans sévir avec intensité.

C'est surtout dans les plaines basses, humides, sur le bord des fleuves, des rivières, des étangs, de la mer, dans les sols de nature compacte et sous l'influence de brouillards, de rosées abondantes, de temps humides et chauds qu'il se développe avec rapidité ; sur les coteaux secs, de nature calcaire, il est beaucoup plus bénin.

En huit jours, si les circonstances lui sont favorables, c'est-à-dire si ses spores trouvent sur les feuilles une température de 25 à 30° et une humidité suffisante, il peut envahir tout un vignoble.

Les époques d'apparition sont très variables d'une année à l'autre pour une même région ; jamais en France il n'a apparu avant le courant du mois de mai ; en Bourgogne on ne l'a pas observé avant le courant de juin.

C'est en septembre et octobre qu'il produit les plus grands dégâts. La période d'incubation est plus longue et peut durer 8 à 10 jours sur la fin de la saison, tandis que pendant l'été, quand la température est élevée, elle est souvent terminée en moins de 48 heures.

On s'est aperçu fréquemment d'une diminution dans l'intensité de la maladie après des pluies violentes qui entraînaient les semences du cryptogame de la face supérieure des feuilles à la surface du sol ; et de même après des vents secs, comme le sirocco, le mistral, qui, dans le midi, empêchent aux spores de se développer faute d'humidité.

Degré de résistance des principaux cépages

Tous les cépages ne sont pas également atteints. Aucun d'eux n'est indemne à proprement parler, mais ils présentent entre eux une différence de résistance dont on ne peut don-

8

ner une explication vraiment scientifique. Les uns pensent que la précocité est pour quelque chose dans la résistance, et que les cépages précoces ayant des feuilles adultes bien développées lors de l'apparition du mal en supportent mieux les atteintes. D'autres prétendent que la constitution coriace du parenchyme des feuilles joue un certain rôle contre la multiplication du Mildew. Mais, toutes ces assertions ont peu de valeur, attendu qu'elles ne sont pas vérifiées par la majorité des faits observés. Seulement on croit que les cépages rustiques, vigoureux, sont ceux qui résistent le plus facilement.

Souvent une différence de résistance se produit pour un même cépage d'une année à l'autre, et il arrive fréquemment que telle variété est peu atteinte si l'invasion se fait tard, tandis que telle autre l'est beaucoup si elle se fait de bonne heure.

L'Ecole d'agriculture de Montpellier a classé approximativement les principaux cépages européens et américains des différentes époques de maturité d'après leur degré de résistance ; voici quelle est cette classification :

1° *Bien résistants :* Castets ou Nicouleau, Pignon, Fer, Grappu (de la Dordogne), Tripet.

Portugais bleu, Duriff, Etraire de l'Aduy, Verdesse Pellourein.

Vitis Rupestris, V. Cinerea, V. Berlandieri, mustang, scupernong, V. Cordifolia, V. Riparia et ses variétés (formes sauvages : Solonis, Clinton, Taylor, Oporto, etc.), Vialla, Bluc-Dyer, Elvira, Black-Pearl, etc.

2° *Résistants :* Cabernet-Sauvignon, Cabernet Franc, Sauvignon, Sémillon.

Sirah, Trousseau, Folle-Blanche, Duras, Teinturier, Aramon-Bouschet, n° 1, Aspiran-Bouschet, Petit-Bouschet, Saint-Sauveur, Herbemont, Black-July, etc.

3° *Assez résistants :* Aramon, Alicantes-Bouschet, Clairette, Merlot, Muscadet, Muscadelle, Marsupet, Pulsard, Mondeuse, Enfariné, Rousse, Roussaou, Folle noire ou Dégoutant, Grollot, Petit-Danezy ou Saint-Pierre, Chatus, Meslier, Pinot, Ascolano, Latino rosso, Lagaresse, Trebbiano, Vitis Arizonica, Canada, etc.

4° *Peu résistants :* Chasselas, Muscats, Espar ou Balzac, ou Mourvèdre, Grec rouge, Morrastel, Cinsaut, Œillade, Spiran ou Aspiran, Piquepouls, Verdot, Jurançon, Corbeau, Mérille, Roussanne, Marsanne, Gamay, Rosaki, Abrostine, Rosciolo, Othello, etc.

5° *Très attaqués :* Grenache, Carignane, Terrets, Aramon - Teinturier - Bouschet, Morrastel - Bouschet à gros grains, Cot ou Malbec, Servanin, Hibon, Mancin, Aligoté, Bobal, Schiradzouly, Kawoori, Zabalkanskoï, Farrana, Liada, Beni Carlo, Nerieddo, Capuccio, Canajolo, Colorino, Dolcetto, Pignolo, Barbarossa, Jacquez, V. Californica, etc.

Voici maintenant, d'après MM. Busch et Meissner, quelques détails sur le degré de résistance des vignes américaines :

« 1re *catégorie* : Presque entièrement exempts, même par des saisons et dans des localités défavorables :

Cynthiana, Norton's Virginia, Concord, Hartford, Ives, Vitis Riparia et ses croisements avec Labrusca (Elvira Missouri-Riesling, Montefiore, Noah, Taylor.)

« 2° *catégorie* : Légèrement attaqués, mais sans gravité, dans des saisons et des localités exceptionnellement défavorables :

Cunningham, Hermann, Neosho, Dracut Amber, Lady, Black Pearl, Blue Dyer, Franklin, Clinton, Gœthe.

« 3° *catégorie* : Souffrant sérieusement dans les saisons défavorables et non recommandables pour les localités ordinairement exposées au Mildew :

Devereux, Herbemont, Lenoir, Rulander, Catawba, Diana, Isabelle, Alvey, Amber, Marion, Uhland, Black Eagle, Brighton, Brandt, Herbert, Lindley, Triumph, Wilder.

« 4° *catégorie* : Souffrant beaucoup, même en temps normal, à délaisser complétement, excepté dans quelques rares localités favorisées, indemnes de Mildew :

Eumelan, Elsinburgh, Adirondac, Cassady, Creveling, Jona, Mottled, Maxatawney, Union-Village, Rebecca, Walter, Delaware, Agawam, Allen's hybride, Aminia, Barry, Black Défiance, Croton, Irwing, Massasoit, Merrimack, Salem, Senasqua, Autuchon, Canada, Othello. »

Caractères botaniques et mode de végétation

Si nous passons à l'étude des caractères botaniques et du mode de végétation du champignon, nous voyons qu'il présente deux phases dans son développement : 1° une période végétative; 2° une période avec organes de fructification.

Dans la première, le champignon forme ses racines : il développe son mycélium dans l'intérieur de la feuille et du grain.

Ce mycélium est constitué par un grand nombre de petits filaments hyalins, à reflet nacré, présentant dans leur intérieur une multitude de granulations qui nagent au milieu d'un liquide séveux que les botanistes appellent du protoplasma. Il glisse dans les intervalles des cellules en formant dans les méats intercellulaires des renflements variqueux plus ou moins gros.

Les filaments mycéliens sont de petits tubes non cloisonnés formés par de la cellulose très résistante. Chacun d'eux envoie dans les cellules, près desquelles il passe, un certain nombre de petits suçoirs en forme d'ampoule qui puisent les principes élaborés de la sève et amènent la dessication complète des feuilles et des fruits. D'après M. Prillieux, dans les grains, le mycélium présente très souvent un grand nombre de fines découpures ou un aspect coralloïde avec des renflements plus ou moins irréguliers et bizarrement contournés.

Une expérience qu'a faite M. Viala prouve que la cellulose qui forme les tubes mycéliens est plus dure et plus résistante à la décomposition que celle des feuilles. Cet expérimentateur a mis tremper plusieurs jours des feuilles mildiousées dans de l'eau à 30 degrés. Dans ces conditions le Bacillus amylo-bacter, qui est le ferment de la décomposition, s'est développé avec rapidité, et les feuilles n'ont pas tardé à être réduites en bouillie ; en prenant de cette matière pultacée et en la portant sous le microscope, M. Viala a pu voir que le mycélium était intact, alors que les cellules du parenchyme de la feuille avaient leurs parois corrodées et désagrégées. On peut conclure de cette expérience qu'en admettant qu'un agent toxique capable de détruire le mycélium pût être introduit dans la feuille, il devrait altérer tout d'abord profondément cette feuille avant d'atteindre le parasite. C'est pourquoi il ne faut point songer à combattre le mildew par la destruction de son mycélium.

Les organes de reproduction donnent naissance à deux sortes de semences : les *spores d'été* ou *conidies* et les *spores d'hiver.*

C'est surtout par les spores d'été, lesquelles sont emportées au loin par les vents, que la maladie se propage avec rapidité et à de grandes distances.

Le mycélium sort par les stomates situés en grand nombre à la page inférieure de la feuille et produit au dehors des petits arbuscules de $0^m/^m5$ $0^m/^m8$ de longueur. Il en sort de 5 à 8 par stomate. Chacun de ces arbuscules porte cinq ou six rameaux qui s'insèrent à angle droit sur la tige et ont à l'extrémité de leurs pédicelles ultimes une spore d'été.

Ces spores ont la forme de petits œufs ; elles renferment dans leur intérieur du protoplasma riche en principes nutritifs et présentant, de place en place, des points réfringents qui sont des petits globules de matières grasses. C'est la réunion des arbuscules et de leurs spores qui produit le velouté blanc dont j'ai parlé plus haut.

Aussitôt que les conidies sont formées, elles se désarticulent, puis tombent; et c'est ainsi que le mycélium donne naissance sans cesse à des quantités considérables de conidies pendant tout l'été. Ces conidies qui, d'après M. Prillieux, ne mesurent pas plus de $0^m/^m01$ à $0^m/^m015$ de longueur sont transportées par le vent sur les ceps voisins ou dans un autre vignoble, et plusieurs d'entre elles sont entraînées par l'eau des pluies sur les feuilles inférieures.

Il est facile de calculer approximativement la quantité de spores d'été qui peut exister sur un cep à un moment donné : sur la page inférieure d'une feuille moyenne on a compté jusqu'à 237,000 stomates; si on suppose qu'un millième seulement des stomates soit envahi, on arrive au chiffre énorme de 6 à 8,000,000 de conidies par cep.

On voit, par ce chiffre, que la puissance de développement du cryptogame est considérable. La plupart des êtres inférieurs se multiplient ainsi avec une effroyable rapidité, et parviennent à vaincre des êtres à organisation plus complexe, dans la lutte pour l'existence, grâce à leurs moyens de reproduction. C'est là que réside le secret de leur force, et c'est ainsi que se vérifie cet aphorisme de M. Pasteur : « Le rôle des infiniment petits est infiniment grand. »

Dès qu'une spore d'été se trouve sur une feuille en contact avec un peu d'humidité, tel que cela arrive après la pluie ou même simplement après une rosée, elle germe au bout de 1/2 heure à 1 heure si la température est de 25 à 30 degrés; elle met plus longtemps, jusqu'à 7 et 8 jours, si la température est au-dessous de 10°. Si la spore ne rencontre point l'humidité qui lui est nécessaire pour germer, elle se ride ou éclate et perd ses facultés germinatives très rapidement. Supposons que la spore d'été trouve un milieu favorable à son développement : elle s'ouvre et laisse sortir de son intérieur 7 à 8 petites spores à noyau ou zoospores, dont chacune est munie de 2 cils vibratils destinés à la faire mouvoir.

Le nom de zoospores vient de ce que ces sporules sont douées de mouvement; ce sont comme de petits corps animés; et si on les examine attentivement au microscope, on les voit courir dans l'eau avec une grande agilité. A un moment donné elles s'arrêtent, s'arrondissent, piquent la face supérieure de la feuille sur laquelle elles se trouvent en un point où elles se fixent et d'où elles s'allongent et envoient un petit filament de mycélium dans l'intervalle des cellules.

C'est ce filament qui se ramifie à l'infini, et donne, dans la suite, au sortir de la feuille, à sa partie inférieure, une grande quantité de rameaux conidifères. Quand les zoospores tombent sur les raisins, elles envoient dans l'intérieur du grain des filaments de mycélium qui absorbent les liquides séveux au fur et à mesure qu'ils y arrivent. Ce sont elles qui produisent des dépressions rouge-brunâtre, et amènent l'altération des grappes.

La maladie se propage ainsi pendant tout l'été.

Si le temps est sec, les spores sont frappées d'engourdissement : elles sont à l'état de vie latente pendant quelques jours, mais elles finissent par périr si cet état se prolonge ; il arrive alors que si la maladie apparaît, elle disparaît avant la fin de la végétation. Dans ces conditions les dommages causés par le cryptogame sont peu graves ; mais si le temps devient humide dans le courant de l'été, le mycélium qui est dans les feuilles n'ayant pas perdu son activité, reforme à nouveau des spores d'été, et la multiplication du mal continue.

M. Millardet a fait une expérience qui montre comment se produit l'infection des feuilles sur les ceps. Il a placé, un soir, à 1 mètre du sol, 2 plaques de verre recouvertes d'une mince couche d'huile. L'une d'elles fut mise horizontalement et l'autre verticalement de façon à tourner une de ses faces du côté du vent. Après 26 heures, il a examiné avec soin les plaques au microscope.

Sur la face verticale tournée du côté du vent, il a compté 6,000 spores par décimètre carré, alors que sur l'autre il n'en a trouvé que 1,050.

L'examen de la plaque horizontale lui a montré que la face inférieure avait peu ou point de conidies, tandis que la supérieure en possédait 32,000 par décimètre carré. La conclusion à tirer de cette expérience, c'est que l'infection des feuilles se fait surtout par leur face supérieure et que les spores transportées par les vents se déposent sur cette face pendant les temps calmes.

Cependant, si le champignon n'avait que des conidies, il lui serait impossible de se propager d'une année à l'autre, car celles-ci ne peuvent supporter les froids de l'hiver sans perdre leur faculté germinative. Les spores d'hiver auxquelles il donne naissance à l'arrière-saison résistent, au contraire, aux plus grands froids sans s'altérer. Elles lui permettent donc d'assurer sa descendance après la mauvaise saison.

On les rencontre dans les feuilles et dans les fruits, partout où il y a des filaments de mycélium. Quand on fait une coupe de feuille aux approches de l'hiver, on voit, au microscope, qu'une extrémité de mycélium se termine par un renflement en boule ; que le protoplasma s'y amasse et que les granulations s'y concentrent. A côté de ce renflement, une ramification de mycélium en donne un second, mais plus petit ; celui-ci est aussi pénétré de protoplasma et de granulations.

Le premier joue le rôle d'organe femelle : on le nomme *oogone* ; les matières qu'il renferme constituent l'*oosphère*. Le second est appelé *anthéridie* : c'est l'organe mâle. Au bout de quelques jours, les membranes séparatrices de chacun de ces deux organes se résorbent à leur point de contact, et il y a passage des granulations et du protoplasma de l'anthéridie dans l'oogone. C'est ainsi que se produit la fécondation. Cet acte accompli, l'oogone s'isole, se détache de son pédoncule et devient un œuf de forme arrondie et de couleur jaunâtre, entouré d'une coque dure ayant un éclat argenté. Il est très facile de l'apercevoir dans le courant de novembre ou décembre en traitant une feuille sèche mildiousée par une dissolution de potasse à l'ébullition, et en portant les débris de cette feuille désagrégée sous le microscope. Cet œuf n'est autre que la spore d'hiver.

A cause de son enveloppe épaisse et résistante elle peut supporter les froids les plus rigoureux sans subir d'altération. Bien mieux, si on fait manger des feuilles mildiousées par les animaux, les spores d'hiver ne sont pas attaquées par les sucs digestifs, et elles se retrouvent intactes et parfaitement conservées dans les excréments.

Après la chute des feuilles, les spores passent l'hiver à la surface du sol. Au printemps, elles donnent, d'après M. Prillieux, des rameaux conidifères qui supportent des spores d'été au moyen desquelles la maladie se propage à nouveau ; et ainsi de même chaque année.

Je demande pardon à l'assemblée de m'être étendu si longuement sur cette première partie de ma conférence qui est surtout du domaine de la science pure, et qui, du reste, est assez bien connue de la plupart des viticulteurs ; si je l'ai fait, c'est qu'il y a encore bien des incertitudes et bien des points obscurs sur la vie du cryptogame, et que, selon le principe que répète souvent à son cours le professeur du muséum M. Blanchard : « Il est nécessaire de bien connaître la force et les moyens d'action dont dispose son ennemi pour pouvoir le combattre efficacement. »

On verra, du reste, quand je parlerai de la pratique des

traitements, combien la connaissance de ce précepte est nécessaire pour l'application rationnelle des divers procédés employés.

Maintenant que nous sommes à peu près fixés sur la façon dont se comporte la maladie — je dis à peu près, car il est probable qu'elle nous réserve pour l'avenir bien des surprises désagréables à propos de ses périodes d'apparition, de son mode de développement et de ses conditions de propagation — je passe, tout naturellement, à l'examen des procédés de traitements actuels.

Traitements

Vous savez tous qu'il existe à l'heure qu'il est de profondes dissidences d'opinion sur la valeur de ces procédés.

Je crois donc très désirable, de faire devant vous une étude comparative des traitements préconisés dans plusieurs régions viticoles, pour fixer, d'une façon aussi précise que possible, la valeur, je ne dirai pas absolue, mais relative des divers procédés.

Depuis l'origine de l'invasion mildiousique, on a fait de nombreuses tentatives pour enrayer le mal à son origine ou le détruire quand il est déjà développé dans le vignoble.

Tous les traitements, aujourd'hui, peuvent être ramenés à 3 grandes catégories :

1° Les traitements *curatifs*; 2° les *adjuvants* de traitement; 3° les traitements *préventifs*.

1°. CURATIFS

Voyons d'abord ce que sont les premiers.

Les traitements curatifs qui ont été employés ont eu pour but de détruire ou les spores d'hiver, ou le mycélium, ou les spores d'été.

Un des procédés les plus simples qui aient été préconisés contre les spores d'hiver est le ramassage des feuilles tombées sur le sol, à l'entrée de l'hiver, pour les faire brûler. Ce moyen aurait certainement de l'efficacité si tout le monde le pratiquait; malheureusement il n'en peut être ainsi, et il suffit de quelques feuilles, de quelques parcelles de feuilles oubliées dans une côte pour infester les vignobles voisins à nouveau. On a proposé, dans le même but, de faire la cueillette des feuilles après la vendange et de les donner en pâture aux animaux domestiques, mais le résultat obtenu a été nul, puisque, d'après ce que nous avons vu plus haut, les spores d'hiver ne sont pas attaquées par les sucs digestifs, et qu'il suffit de rapporter à la vigne le fumier de ces animaux pour propager à nouveau la maladie.

On a cherché ensuite à détruire le mycélium par des agents toxiques; mais nous avons vu aussi qu'en raison de sa situation dans les feuilles et de sa résistance plus grande que la cellulose de la vigne, il était impossible de songer à l'atteindre sans altérer d'abord profondément les tissus des feuilles.

Enfin, on a eu l'idée de s'attaquer aux organes de fructification; pour cela on a cherché des résultats dans l'application de certaines substances ayant pour but de détruire les arbres conidifères et les spores d'été lorsque le mildew est en plein développement; mais on n'arrive dans ce cas qu'à anéantir la moisson d'un jour, laquelle se reforme sans cesse autour de la première tache quand les conditions météorologiques sont favorables, puisque le mycélium conserve toute son activité dans l'intérieur de la feuille.

Il faudrait, pour avoir un demi-succès dans cette voie, faire de nombreux et rapides traitements qu'on répéterait à quelques jours seulement d'intervalle; ce qui n'est point pratique et serait trop coûteux. Encore est-il extrêmement probable qu'on n'arriverait ainsi qu'à empêcher de nouvelles invasions de l'extérieur sans entraver en rien la propagation, dans les feuilles, du mal déjà préexistant.

Un grand nombre de substances ont été proposées comme moyen de traiter curativement le mildew. Les unes étaient employées en dissolution : telles que la soude, la potasse, le sel marin, l'acide phénique, le borate de soude, le sulfate de fer, le plâtre, etc., d'autres entraient dans des mélanges pulvérulents : de ce nombre sont la chaux, le soufre, le sulfure de calcium, le chlorure de chaux, l'hyposulfite de chaux ou de soude, etc., etc.; enfin, quelques-unes ont été utilisées pour produire des gaz délétères par la combustion : comme le soufre qui, en dégageant de l'acide sulfureux, arrivait à détruire les spores produites sous les feuilles.

Mais, somme toute, pour une raison ou pour une autre, ces moyens n'ont pu donner de résultats satisfaisants.

Il a donc fallu chercher la solution de la question d'un autre côté.

2° ADJUVANTS

Avant de décrire par quels procédés on est arrivé à la la trouver, je dois dire, en passant, quelques mots des adjuvants de traitements pour n'y point revenir tout à l'heure, et me débarrasser tout de suite de cette partie de ma conférence, qui, bien que d'une importance secondaire, n'en a pas moins, à mes yeux, une grande valeur pour la réussite des traitements que nous avons à examiner plus loin. Le but des adjuvants est d'arriver à la consolidation des tissus des feuilles, et à la fortification des ceps.

Le premier adjuvant qu'on puisse recommander consiste à appliquer des *irrigations* dans le vignoble avant l'arrêt de la végétation qui se produit en général en juin-juillet.

M. Malégue, un viticulteur du Lot-et-Garonne, a observé qu'un arrosage fait dans ces conditions arrêtait l'invasion du mildew et rendait les ceps plus réfractaires aux atteintes du mal. L'explication qu'il donne de ce fait est assez rationnelle : il dit que l'irrigation provoque la végétation en amenant un surcroît de nutrition des ceps. Il en résulte que, non-seulement on fortifie les feuilles contre l'invasion, mais encore qu'on prolonge la végétation plus longtemps à l'automne, et que, par suite, on favorise la formation de feuilles nouvelles pouvant remédier, dans une certaine mesure, aux inconvénients de la chute des premières venues.

La conclusion à tirer de l'observation de M. Malégue, c'est qu'il y a une certaine relation entre la vigueur des racines et la prédisposition des ceps à souffrir de l'invasion mildiousique. Donc, il faudra pratiquer les irrigations de la vigne toutes les fois que cela sera possible sur la fin de juin ou au commencement de juillet ; seulement il sera bon de disposer le système d'irrigation de façon à ce que la reprise de l'eau soit facile, pour que le ressuyage du sol soit rapide ; car, sans cela, on risquerait d'augmenter l'hygrométricité de l'air et la quantité d'eau précipitée sous forme de rosée sur les feuilles ; c'est pour éviter cet inconvénient qu'il sera préférable, quand on fera l'arrosage la nuit, d'opérer par un temps couvert.

Les *façons culturales* sont encore un excellent adjuvant de traitement quand elles sont faites avec beaucoup de soin et en temps opportun.

On a vu se produire des résultats dans un sens ou dans l'autre avec les mêmes procédés de traitements faits dans les mêmes conditions, parce que, dans certains cas, on négligeait les façons aratoires, tandis que, dans d'autres, on les pratiquait avec intelligence.

Il est essentiel, lorsque les vignes sont menacées, de les tenir dans un état de propreté extrême par des binages appropriés ; mais il faut éviter de piocher par un soleil ardent au moment ou pendant l'invasion, surtout si le sol est humide ; c'est l'opinion d'un très grand nombre de viticulteurs bourguignons et notamment de M. A. Bouchard, qui a signalé cette particularité dans un des numéros de la *Vigne américaine* de 1886. On peut en donner une explication qui est très vraisemblable, c'est que le piochage, fait dans de telles conditions, favorise l'évaporation de l'eau du sol et augmente l'état hygrométrique des couches d'air en contact avec les ceps, et par suite le point de saturation et de formation de la rosée ; de plus, il est fort possible que, s'il se trouve dans le sol des spores d'hiver qui n'aient pu germer parce qu'elles avaient été enfouies trop profondément par les premiers labours, ces spores d'hiver soient ramenées à la surface du sol et mises en contact avec une quantité de chaleur suffisante pour les faire germer, et qu'il y ait ainsi augmentation dans l'intensité du mal.

Enfin, il est bon de ne pas relever ou accoler les pampres après un traitement, si on n'a mis la substance anti-parasitaire qu'à la face supérieure des feuilles, car il arrive qu'on retourne plus ou moins celles-ci, et qu'on favorise ainsi l'envahissement par le côté non traité, c'est-à-dire le plus vulnérable. Il est vrai que cette précaution n'a pas d'importance, si, ainsi que nous le verrons plus loin, on applique le traitement comme cela doit se faire : en dessus et en dessous de la feuille.

L'adjuvant de traitement le plus précieux et le dernier dont j'aie à parler est celui qui résulte d'une application intelligente d'*engrais* dans les vignes mildiousées.

Vous savez, Messieurs, qu'on a l'habitude de restituer à la vigne 4 éléments de fertilité indispensables pour sa végétation et sa fructification. Ces éléments sont l'azote, la potasse, l'acide phosphorique et la chaux.

L'azote donne le développement des organes foliacés de la vigne : le bois et les feuilles ; la potasse est l'élément par excellence de la fructification ; il produit l'abondance et la qualité des moûts ; l'acide phosphorique et la chaux jouent le rôle de régulateurs : ils maintiennent un certain état d'équilibre dans la végétation, duquel il résulte que la vigne n'est pas sujette à s'emporter. Il faut un développement normal et régulier de la charpente des ceps, sans cela il se produirait un manque d'équilibre qui nuirait à la bonne venue, à la qualité et la quantité des fruits. A un point de vue tout spécial, l'acide phosphorique contribue d'une façon importante à la formation du pépin. La chaux agit surtout sur la production du bois.

Une récolte moyenne de raisin emporte à l'hectare 30 kil. d'azote, 100 kil. de potasse et 45 kil. d'acide phosphorique.

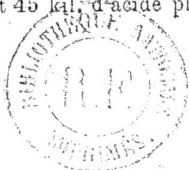

Si on rapproche ces chiffres de ceux fournis par l'analyse du fumier de ferme, on voit que cet engrais, qui est souvent employé pour restituer au sol les éléments de fertilité emportés par la vigne, ne satisfait que d'une façon insuffisante et coûteuse aux exigences de ce végétal. En effet, le fumier renferme, en général, une trop forte proportion d'azote, comparativement à celle de potasse et d'acide phosphorique. Or, si on met 20,000 kil. de fumier par an et par hectare dans le sol pour fournir les 100 kil. de potasse nécessaires à une bonne fructification, il arrive qu'on donne trop d'azote, et qu'alors la vigne se développe beaucoup en bois et se met difficilement à fruit. Les vignerons ont un mot qui peint bien l'idée pour exprimer cet état d'excessive vigueur de la vigne : ils disent que la vigne s'emporte, qu'elle est folle. Il faut éviter autant que possible que cette circonstance se produise, car elle se traduit par de graves inconvénients : elle nuit à la qualité des moûts, amène la coulure et entraîne une perte d'argent inutile, puisqu'on met un excès d'azote, de cette substance qui coûte le plus cher des quatre éléments de fertilité qu'il est indispensable de restituer.

Pour tourner la difficulté, il est préférable d'employer une fumure mixte composée de fumier de ferme et d'engrais chimiques. Dans ces conditions, on peut réduire la dose du fumier à 7,500 kil., car cette dose suffit pour donner les 35 kil. d'azote nécessaires ; mais comme elle est loin de fournir la potasse et l'acide phosphorique en quantité suffisante, on lui ajoutera 140 kil. de chlorure de potassium et 100 kil. de superphosphate ou 150 kil. de phosphates précipités.

Si on veut employer les engrais chimiques seuls, voici la formule qu'il sera bon d'adopter dans la majorité des cas, c'est une formule moyenne dans laquelle on fera varier la quantité des composants suivant l'état de fertilité du sol :

200 kil. de nitrate de soude ou de sulfate d'ammoniaque.
200 kil. de chlorure de potassium.
100 kil. de phosphates précipités.
300 kil. de plâtre.

Le prix de cette fumure est de 130 à 140 francs par hectare et par an.

Si le sol du vignoble est situé dans une plaine fertile où la vigne a des tendances à acquérir une végétation trop exubérante, il faudra diminuer la quantité de nitrate de soude ou de sulfate d'ammoniaque à appliquer.

En Côte-d'Or, il y a trois principaux types de sols, où on cultive la vigne : 1° les marnes oxfordiennes ; 2° le calcaire bathonien (cornbrash, forest-marble, grande oolithe, terre à foulon ou calcaire à entroques); 3° le terrain tertiaire pliocène ou d'alluvion de la Bresse.

C'est dans le premier type et à flanc de coteau qu'on trouve la plupart des grands crûs de l'arrondissement de Beaune : Aloxe, Pommard, Beaune, Volnay, Monthelie. Ce terrain a un bon stock de potasse qu'il s'agit d'entretenir; les formules précédentes permettront d'y arriver, mais il faudra augmenter un peu la dose de phosphate.

En partant de ces indications, le viticulteur trouvera facilement, par l'expérience, la formule qui doit convenir le mieux à son terrain.

Le calcaire bathonien se rencontre surtout d'Aloxe à Dijon. Il est au-dessous du terrain précédent et s'arrête dans la plaine à une limite qu'on pourrait figurer en reliant entre elles, par une ligne, le centre des localités suivantes : Nuits, Vosne, Vougeot, Morey, Gevrey-Chambertin, Fixin, Fixey, Couchey, Marsannay, Chenove et Dijon.

Tous les grands vignobles de la côte de Nuits à Dijon sont dans le calcaire bathonien. Ce terrain existe encore en bandes plus ou moins épaisses, au-dessus de la plaine, entre le cours du Rhoin et Santenay.

Dans les vignobles qui appartiennent à cette formation géologique, il faut diminuer, même supprimer, le plâtre, et augmenter la dose de potasse.

Il est probable que la différence notable qu'on observe entre le corps et le bouquet des grands vins de la côte de Dijon à Nuits et de la côte de Beaune, Pommard, Volnay, Monthelie etc., tient à une grande disproportion entre les quantités de potasse et de chaux que renferment les vignobles de ces deux catégories de terrains.

Enfin, le terrain pliocène de la Bresse est le type de toute la plaine qui existe dans l'arrondissement de Beaune et de Dijon, à l'Est des collines de la Côte-d'Or. Il est de nature argilo-siliceuse, et c'est le calcaire et l'acide phosphorique qui manquent le plus fréquemment.

Il faut exempter de cette catégorie les terrains d'alluvions modernes qui sont situés sur une étendue plus ou moins large dans la vallée des fleuves et des rivières.

Dans les vignobles de Chorey, de Montagny-sous-Beaune, de la plaine de Savigny, d'Aloxe, dans ceux encore de Bligny-sous-Beaune, de Sainte-Marie-la-Blanche, de la plaine de Beaune, de Corgoloin, de Comblanchien, de Prissey, de Premeaux, de Nuits, de Vosne, de Vougeot, de Chambolle, de Morey, de Gevrey, de Brochon, de Fixin, de Fixey, de

Couchey, de Marsannay, de Chenôve, etc., etc., il faudra augmenter la dose de phosphate indiquée plus haut.

Ainsi donc, en cas d'invasion mildiousique, l'engrais est le complément indispensable des traitements contre le cryptogame; il en est de même en cas d'invasion phylloxérique; et il est de connaissance commune qu'une bonne fumure, formée de principes solubles et facilement assimilables, aide à la reconstitution des vignobles en favorisant la formation rapide de racines nouvelles.

Pour les vignes sulfurées et mildiousées, voici quelle pourrait être la composition d'une bonne formule d'engrais chimiques :

250 à 300 kil. de nitrate de soude ou sulfate d'ammoniaque.

200 kil. de chlorure de potassium.

150 kil. de superphosphate ou phosphate précipité.

300 kil. de plâtre.

Cette fumure revient de 150 à 180 fr. à l'hectare.

3° PRÉVENTIFS

Nous en avons fini avec les adjuvants de traitement; abordons maintenant la partie la plus importante de cette conférence, celle des traitements préventifs.

On peut prévenir l'invasion du Mildew en empêchant la rosée de se former ou les spores de se déposer sur les ceps ; ou bien encore en détruisant ces spores au fur et à mesure de leur arrivée sur les feuilles.

De là deux modes de traitements : un par l'emploi d'abris et un autre par l'application préventive, sur les organes foliacés de la vigne, de substances anti-mildiousiques, dont la dissolution, dans l'eau des pluies ou dans la rosée, soit capable d'arrêter la germination des conidies.

Un Américain, M. Saunders, constata un des premiers, vers 1870, que les ceps abrités par les arbres étaient moins attaqués que ceux situés en rase campagne.

En 1880, Robert Neal, un autre Américain, partant de cette observation, avait imaginé d'employer dans les vignes des abris spéciaux qui devaient avoir pour effet de préserver les raisins du Rot et du Mildew. Malheureusement ce procédé était peu pratique et très coûteux. Il a dû être abandonné.

L'action des abris contre le Mildew fut observée dans maints endroits en France, en 1882. Cette action n'est pas le résultat de l'arrêt des spores qui, en tombant, ne peuvent arriver sur les feuilles, elle résulte de ce fait que l'abri joue le rôle d'écran contre le rayonnement nocturne, et empêche la formation de rosée à la surface des organes foliacés de la vigne.

Malgré l'influence réelle des abris, on ne peut songer à les employer, avantageusement, dans la pratique courante, et pour des vignobles de quelque étendue.

Il ne reste donc plus qu'à examiner les différents traitements ayant pour but la destruction préventive des conidies. C'est de ce côté que se trouve la vraie solution de la question.

En principe, le meilleur procédé dans ce système, c'est celui qui maintient le plus longtemps possible sur la feuille, une substance capable de se solubiliser rapidement et de donner une dissolution dans laquelle les conidies ne puissent germer ou bien les zoospores se développer.

Tous les traitements proposés ou expérimentés se divisent en deux catégories :

1° Celle qui comprend l'emploi des soufres acides et du lait de chaux ;

2° Celle des procédés qui ont pour base les sels de cuivre ;

Les *soufres acides* ont été expérimentés sur une grande échelle dans le midi ces années dernières. M. Marès qui les a proposés en a obtenu des résultats concluants, mais qui ont été d'une infériorité marquée sur ceux obtenus avec les sels de cuivre.

Le soufre en poudre, qui a une action si remarquable contre l'oïdium, n'a aucun effet contre le Mildew. Le soufre acide, au contraire, donne des résultats bien meilleurs, mais encore insuffisants ; de plus, il faut faire de nombreux traitements pour avoir quelque chance de succès (5 ou 6 au moins.)

Le *lait de chaux* s'est montré supérieur aux soufres acides. L'emploi de cette substance a été préconisé en 1885 par M. Cerletti, le directeur de l'Ecole de viticulture de Conégliano, dans un article de journal qui fit une grande sensation en Italie.

Ce savant appelait l'attention des viticulteurs sur les essais entrepris par les frères Bellussi. Pendant que ceux-ci faisaient leurs expériences en Italie, la duchesse de Fitz-James appliquait le lait de chaux au traitement du Mildew dans ses vignobles de Saint-Gilles (Gard).

En 1885, les frères Bellussi firent leurs traitements, dès mai, avec des solutions de chaux à 2 et 3 0/0, et répétèrent leurs opérations 6 fois à 15 jours d'intervalle.

L'année suivante, ils élevèrent la dose de la chaux à 5 et 8 0/0 et firent 8 à 10 traitements ; dans la majorité des cas, ils se bornèrent à 7 ou 8. C'est à cette condition seulement que le lait de chaux fut véritablement efficace ; encore durent-ils couvrir les feuilles et les sarments d'une couche uniforme de chaux par un badigeonnage soigné. Il se forme alors sur les ceps une croûte de carbonate de chaux qui joue le rôle d'écran et empêche le contact des spores avec les feuilles.

L'action du lait de chaux est donc surtout mécanique, car le carbonate est peu ou point soluble , et ne peut guère s'opposer au développement des spores. Les inconvénients du lait de chaux sont nombreux et forts importants : d'abord la pulvérisation de la matière pâteuse est difficile, même avec des instruments munis d'agitateurs ; d'un autre côté, le badigeon de chaux s'écaille facilement sous l'influence de l'accroissement des feuilles et de la sécheresse ; il en résulte qu'il se détache très vite et est entraîné par les eaux des pluies ou par les vents ; de plus, l'action de la lumière est plus ou moins interceptée sur les feuilles, les fonctions de respiration, de nutrition, sont entravées dans une certaine mesure, le coefficient de transpiration, d'après M. Cuboni, est de 7 grammes par centimètre carré de feuille au lieu de 7 grammes 25, toutes choses qui se traduisent finalement par une diminution dans l'absorption par les racines et dans le fonctionnement normal de la chlorophylle ; la conséquence de cet état physiologique, c'est qu'il y a une moindre formation de sucre dans les grappes ; et qu'il peut en résulter des troubles de végétation qui altèrent la vigueur et la santé des ceps.

A la cuve, les inconvénients de la présence de la chaux sur les grappes sont encore plus redoutables : il y a une diminution de l'acidité des moûts qui peut aller dans certains cas jusqu'à 3 pour mille.

Or, dans le midi où les moûts sont très sucrés, il est nécessaire qu'ils soient suffisamment acides, sans cela la fermentation s'arrêterait avant la transformation complète du sucre en alcool, et on aurait des vins sucrés très difficiles à conserver. Il est vrai qu'on pourrait, à la rigueur, remédier à cet inconvénient en ajoutant à la cuve 2 à 300 grammes d'acide tartrique par hectolitre, ou bien en lavant les raisins avec une solution d'acide sulfurique à 1 ou 2, pour mille ; mais, le premier mode coûte cher, et le second est dangereux, car on augmente la quantité de sulfate de potasse dans les vins, c'est-à-dire qu'on fait presque l'équivalent d'un plâtrage. Ces deux pratiques ne peuvent donc être recommandées.

Enfin, il est probable que la chaux, comme toutes les

bases, agit sur la matière colorante, et altère quelque peu le bouquet des vins fins.

Donc, pour toutes ces raisons, et aussi parce qu'il faut pratiquer 7 à 8 traitements pour avoir une efficacité réelle, le lait de chaux doit être abandonné.

D'ailleurs, la plupart des viticulteurs italiens sont de cet avis, et leur opinion, c'est qu'à la campagne prochaine on devra employer les procédés dans lesquels on se sert de sels de cuivre.

Histoire de la découverte des sels de cuivre

J'arrive donc à parler de l'emploi des *sels de cuivre*. Avant d'entrer dans le vif de cette question, qu'on me permette de rappeler en quelques mots l'historique de la découverte de l'action de ces sels contre le développement du Mildew.

Je m'appuierai sur des documents officiels, c'est-à-dire rendus publics, pour reconstituer les faits, car je considère que l'historique d'une découverte ne peut être que l'historique des observations précises publiées sur cette découverte.

En 1807, un chimiste français, Benedict Prévost, étudiait l'action du sulfate de cuivre sur les spores de la carie et constatait, dans un travail intitulé : *Mémoire sur la cause immédiate de la carie ou charbon des blés*, que le sel cuprique en dissolutions très réduites avait pour effet d'empêcher la germination des séminules de la carie logées dans le sillon médian du grain.

De cette expérience est né le sulfatage des semences de blé.

Personne ne pensait à appliquer cette belle découverte à la destruction des spores du Mildew, quand une circonstance toute fortuite, un heureux hasard — ce hasard qui fit faire de si grandes découvertes à la science, témoin le phosphore, la vapeur, l'électricité, les ballons, etc. — quand le hasard, dis-je, arriva fort à propos pour donner aux viticulteurs attentifs des indications dans ce sens.

En 1884, dans un moment de tristesse et de désespérance générales, alors que les viticulteurs bourguignons regardaient avec désolation les dégâts considérables produits cette année-là par le Mildew, quelques-uns d'entre eux observèrent une différence marquée entre l'état de vigueur et de santé des feuilles de certains ceps et de leurs voisins.

Ils en recherchèrent tout de suite la raison, et, en examinant attentivement et les uns et les autres, ils ne tardèrent pas à reconnaître que ceux des ceps qui avaient conservé une immunité relative étaient accolés à des échalas neufs récemment trempés dans un bain de sulfate de cuivre, tandis que les ceps les plus éprouvés avaient leurs sarments supportés par de vieux échalas. Du reste, cette explication s'imposait d'elle-même : car la teinte blanc verdâtre des paisseaux nouvellement trempés se distinguait nettement de la couleur grisâtre des anciens échalas.

Ces faits furent aussitôt portés à la connaissance d'un grand nombre de vignerons et viticulteurs, et la nouvelle de cette observation se répandit vite dans les campagnes des environs.

MM. J. Ricaud, G. Paulin et A. Montoy, de Beaune, furent les premiers observateurs qui publièrent le résultat de leurs constatations dans les deux journaux de la localité (*Revue-Bourguignonne* et *Journal de Beaune*) ; les premiers numéros qui parurent à cet égard sont des 20 et 23 septembre 1884. Voici ces documents :

Dans ce temps de fléaux déchaînés contre la vigne, les bonnes nouvelles sont trop rares pour qu'on ne s'empresse pas de publier celles qui surgissent.

Nous ne connaissons que trop le triste état où sont réduites nos vignes par les ravages du Mildiou (ou mildew), cette terrible maladie qui passe pour nous venir aussi d'Amérique, comme si ce n'était pas assez du phylloxera. Il y a quelques jours la plus grande partie des feuilles semblaient avoir subi une forte gelée, mais en en regardant l'envers (ce que les ampélographes appellent la *page inférieure*) il était déjà facile d'y voir une sorte de duvet ou de feutrage blanchâtre, nacré, qui n'est autre chose qu'un champignon, un cryptogame. Qu'on soit donc bien convaincu que ni les brouillards, ni les fraîcheurs, ni les coups de soleil ne sont pour rien dans le désastre ; tout au plus ces différentes causes peuvent-elles apporter une faible addition au dommage dû au Mildiou. Si l'on remarque sous les arbres plantés dans les vignes un peu plus de verdure aux pampres, cela tient à ce que le champignon exige, pour son développement, de l'humidité et de la chaleur, et que cette dernière fait en partie défaut là où il y a de l'ombre.

Aujourd'hui beaucoup de vignes, surtout dans la plaine, sont totalement dépouillées de leurs feuilles, et leurs raisins assez abondants en certaines places pendent misérablement le long des sarments à moitié *aoûtés*. Que serait-ce si la récolte avait l'abondance d'une année comme 75 ?

J'ai parlé d'une bonne nouvelle ; il est temps que je dise en quoi elle consiste. Très récemment on avait signalé dans différentes localités où sévit le Mildiou une influence favorable due aux échalas imprégnés de sulfate de cuivre. Il faut avouer que cette communication était accueillie généralement avec une certaine incrédulité ; rien n'est cependant plus vrai.

Ayant voulu me rendre compte de la chose, j'ai parcouru aujourd'hui même une assez grande étendue de vignes de la plaine.

Non seulement on peut voir les ceps munis d'un échalas *neuf* sulfaté présenter un aspect bien vert à côté des autres ceps qui, attachés à un vieil échalas, sont desséchés, mais encore toutes les fois que dans le paisselage d'une vigne il se trouve ce que nos vignerons appellent une *botte*, c'est-à-dire une place entièrement garnie d'échalas *neufs* sulfatés, ou bien une ligne uniquement garnie de ces mêmes échalas, la différence dans l'état de ces ceps est si grande comparativement aux autres, qu'on la constate à une forte distance sans toutefois que le Mildiou soit complétement absent.

Il m'a semblé qu'il importait surtout de publier cette constatation afin que chacun fût, pendant qu'il est temps encore, à même d'en vérifier l'exactitude. Plus de témoins l'affirmeront, mieux cela vaudra.

Comment expliquer cet effet? c'est ce que je ne me chargerai pas de faire. Je viens d'apprendre que notre concitoyen, M. Arthur Montoy, dont le zèle pour tout ce qui touche aux intérêts publics est si connu, a déjà commencé une série d'analyses et d'observations qui pourront apporter la lumière sur ce point.

Quoi qu'il en soit, il n'y a pas à douter qu'il y a là l'indication précieuse d'un remède contre le Mildiou. Non pas qu'il y ait lieu de croire que l'emploi exclusif des échalas sulfatés pourrait suffire à conjurer le mal dont il s'agit, car d'une part l'effet qui se produit n'est pas parfait, mais surtout il semble ne plus se continuer quand les échalas sont en place depuis plus d'un an, c'est-à-dire quand ils ont été délavés par les pluies. Il faut conséquemment trouver un moyen efficace et économique d'appliquer ce remède; il est permis de croire qu'on y parviendra, surtout si les essais sont nombreux, étant donnée la facilité avec laquelle l'effet constaté se produit.

Disons en terminant que jusqu'à présent aucun remède *pratique* contre le Mildiou n'est connu. Les uns conseillent de ramasser et brûler les feuilles tombées, précaution qu'il faudrait prendre *tous les jours* et *dans toutes les vignes* avant que le vent ne les disperse. D'autres recommandent le soufrage, notamment après la vendange; ces derniers oublient qu'à ce moment les feuilles sont toutes ou presque toutes à terre.

J. RICAUD.

Monsieur le Rédacteur,

Je vous prie de vouloir bien m'accorder une petite place dans votre journal pour signaler aux nombreux intéressés l'observation suivante:

En parcourant les vignes ravagées en ce moment par le Mildiou, on remarque, de distance en distance, des ceps encore verts. Cherchez la cause, et vous verrez que ces ceps sont accolés à des échalas neufs trempés au sulfate de cuivre ou de fer.

Pour confirmer cette observation, M. Masson, de Merceuil, m'indique une vigne située près la gare de Meursault, dont une partie pourvue de ces échalas est magnifique, tandis qu'en dehors de cette *botte* (comme disent les vignerons) les feuilles sont complétement brûlées.

Puisque le hasard a désigné le remède, je suis persuadé qu'il y aurait de grandes chances de combattre cette nouvelle maladie de la vigne, par le badigeonnage ou l'échaudage des ceps à l'eau sulfatée.

Recevez, monsieur le rédacteur, mes salutations empressées.

Gustave PAULIN.

Une nouvelle maladie de la vigne, due encore à l'importation des cépages américains, a pris cette année un caractère fort inquiétant dans notre vignoble; son apparition, déjà constatée l'année dernière dans la région des vignes en gamay de la plaine, s'est accentuée, cette saison en s'étendant sur nos vignes fines en coteaux, qui n'ont pu échapper à cette nouvelle invasion.

Comme le mal semble se propager avec une grande rapidité, nous avons tout lieu de craindre que, dans l'avenir, si rien ne vient entraver sa marche, il sévira avec une égale intensité dans toutes les vignes et sur tous les cépages indistinctement.

Cette maladie, désignée sous le nom de Mildew (prononcez Mildiou), porte le nom scientifique de *peronospora viticola* ; facile à reconnaître, elle se caractérise ainsi : de petites taches jaunes se forment sur la feuille en différents points, puis s'agrandissent lentement ; la feuille atteinte se crispe sur les bords, se dessèche et finalement tombe.

Les vignerons en général, sauf un petit nombre, attribuent cette chute prématurée des feuilles à un coup de froid ; cependant, bien que l'influence de la température joue un rôle important dans la chute des feuilles, il est à remarquer que ce phénomène arrive généralement plus tard dans la saison et, dans le cas particulier, ce que nous avons observé nous prouve que ce n'est pas l'unique cause. En effet, si on examine attentivement les feuilles des vignes atteintes par cette maladie, on remarque que la face inférieure (le dessous de la feuille) est recouverte à l'endroit correspondant aux taches, d'une poussière blanche, duveteuse. Cette poussière n'est autre chose qu'un petit champignon, qui, comme tous les parasites, se développe au détriment de la plante, en plongeant son mycelium, ses racines fort abondantes, dans le tissu de la feuille elle-même.

Comme son congénère l'Oïdium, il végète de préférence sur la vigne; les différences qui existent entre eux, sont les suivantes : l'Oïdium établit son siège sur la face supérieure de la feuille, sur le raisin même et se traduit par des taches brunâtres, qui finalement noircissent, tandis que le *Mildiou* s'implante en dessous de la feuille et s'indique par cette poussière blanche, dont il vient d'être parlé.

De même aussi que l'Oïdium et tous les cryptogames, les causes qui influent considérablement sur leur développement sont les alternatives de chaleur et d'humidité. L'été que nous venons de traverser a présenté ce caractère; les chaleurs excessives n'ont été interrompues que par des pluies passagères provoquées par les orages désastreux que nous avons eu à subir. Ce sont ces causes qui ont amené sans doute l'extension rapide de cette maladie ; son développement s'est tellement accentué que, dans certains climats, les vignes sont complètement dépouillées de leurs feuilles et laissent bien apparent le raisin. Si, de ce fait, il résulte une facilité pour la vendange, à un autre point de vue les conséquences en sont fort regrettables ; car chacun sait que tout arbre ou arbrisseau dépourvu de ses feuilles présente un état anormal, en ce que la plante privée de ses organes de nutrition, végète mal ; la sève n'ayant plus son élaboration naturelle, la végétation s'arrête, le bois s'aoûte incomplètement, le fruit se flétrit et ne donne plus qu'un vin faible, pauvre en alcool et très vert.

Les tentatives qui ont été faites dans le Midi, pour combattre ce nouveau fléau, n'ont jusqu'à ce jour donné que des résultats infructueux. L'emploi de la poussière de chaux, du sulfate de fer et de divers autres produits chimiques ont été tour à tour essayés ;

Le soufre sublimé, qui réussit si bien contre l'Oïdium, n'a donné lui-même aucun résultat, soit qu'il présente une difficulté d'application pour atteindre le dessous de la feuille où siège le mal, soit qu'il ne présente aucune efficacité.

Le remède restait donc à trouver, lorsqu'une circonstance toute fortuite, due à notre mode de culture, vient de se présenter dans quelques vignes et nous apporte la preuve que la chute des feuilles n'est pas occasionnée par un abaissement de température, mais bien causée par la maladie connue sous le nom de Mildiou.

Plusieurs personnes ont remarqué et j'ai constaté moi-même *de visu* que les ceps accolés à des échalas trempés au sulfate de cuivre, conservent leurs feuilles parfaitement vertes, tandis que dans les vignes voisines, elles sont jaunes ou presque toutes tombées ; le fait est tellement remarquable que, dans les vignes au contre desquelles on a utilisé des échalas neufs et sulfatés (ces derniers étant reconnaissables par leur couleur plus claire), les ceps qu'ils protègent forment en quelque sorte, par leur apparence de bonne santé, la fraîcheur de leur feuillage, une tache, un oasis au milieu de la vigne.

Ce fait digne de remarque et que l'on est plus à même de constater dans les vignes de la plaine où la maladie a sévi avec intensité et où l'emploi des échalas sulfatés est plus répandu, se rencontre fréquemment près des villages de Bligny-sous-Beaune et Tailly. Nous ne saurions trop le signaler afin que, pendant qu'il en est temps encore, tous ceux qui ont souci de la conservation de notre vignoble puissent constater par eux-mêmes ce résultat inespéré.

La conclusion à tirer de cette particularité qui, dès le début, nous a laissé entrevoir un remède à ce nouveau fléau, est assez difficile à expliquer sans une étude préalable et des expériences répétées qui nous indiquent le mode d'action. En attendant il est toujours possible de formuler quelques hypothèses.

L'opération du sulfatage pratiquée en vue de la conservation du bois, consiste, comme on le sait, à tremper pendant un certain temps les échalas dans une solution de sulfate de cuivre. A la sortie des échalas du bain, l'eau qu'ils contiennent s'évapore et laisse, dans l'intérieur du bois et à sa surface, de petits cristaux ; il y a lieu de supposer qu'une fois les échalas mis en place, sous l'influence de l'humidité de l'air, les petits cristaux de la surface forment des efflorescences, cette poussière entraînée par les vents et projetée sur les feuilles les protégerait et leur assurerait l'immunité qui a été constatée. Il serait tout aussi plausible d'admettre que les pluies, en dissolvant ces cristaux, laissent égouter sur les feuilles une solution de sulfate de cuivre, qui, bien qu'en très petite quantité, serait suffisante pour nuire au développement du cryptogame.

Si l'analyse chimique vient justifier ces hypothèses, il ne restera plus que le côté pratique à étudier et les moyens d'action. Quoi qu'il arrive, voici ce que je proposerais : étant donné que l'influence de l'échalas trempé est suffisante, la preuve paraît en être faite dès maintenant; chaque année, à la sortie de l'hiver, les échalas mis en paquet seraient trempés, quelques secondes, dans une solution un peu concentrée de sulfate de cuivre. Cette opération aurait le double avantage d'assurer la protection de la plante en même temps qu'elle prolongerait la durée de l'échalas. Dans la pratique je ne vois pas de sérieuses difficultés dans son emploi, ni une grosse dépense en perspective, elle pourrait se faire dans la vigne même, l'outillage consisterait en une caisse en bois assez étanche et la solution serait amenée dans des fûts *ad hoc*.

Dans un prochain article, après plus amples renseignements, je parlerai d'autres modes de traitement. Quoi qu'il en soit, en attendant que la lumière se fasse sur cette question, estimons-nous heureux de cette découverte qui est peut-être appelée à rendre à la viticulture un service signalé.

Art. Montoy.

Deux jours seulement après ces publications, le 25 septembre, M. Magnien, le professeur départemental de la Côte-d'Or, faisait part d'observations du même genre dans le *Journal d'agriculture*. Le 27 septembre, M. Louis Bidault, propriétaire à Chaudenay (Saône-et-Loire) adressait une note, au même journal, sur des observations analogues.

Deux jours après encore, M. Van Tieghem, professeur de botanique à l'Ecole centrale, fit à l'Académie des Sciences, le 29 septembre, la communication d'un mémoire de M. A. Perrey sur l'influence des échalas trempés contre le Mildew.

Environ à un mois de là, le 3 novembre, M. Prosper de Lafitte adressa, à l'Académie des Sciences, une note dans laquelle il parla des observations consignées par les deux journaux de Beaune les 20 et 23 septembre précédents.

Quelques jours plus tard, le 14 novembre, M. P. Estève annonçait, dans un article publié par le *Progrès agricole et viticole*, les effets qu'il avait obtenus contre le Mildew par l'application d'une poudre de sa composition qu'il appelait sulfatine.

Le 3 décembre de la même année, un bordelais, M. Chatry de la Fosse, signala, à la Société d'agriculture de la Gironde, l'action anti-mildiousique d'un mélange de chaux et de sulfate de cuivre.

De temps immémorial, on avait l'habitude dans le Médoc, d'asperger les ceps situés sur le bord des vignes, le long des routes, avec un mélange liquide de chaux et d'acétate de cuivre ou de sulfate de cuivre, dans le but d'éclabousser les raisins et d'ôter aux passants la tentation d'en manger. Un grand nombre de viticulteurs virent que les ceps ainsi souillés conservaient leurs feuilles jusqu'aux gelées et plus longtemps que les autres non aspergés. On eut là une indication pour un procédé de traitement contre le Mildew par le mélange de la chaux et du sulfate de cuivre.

Enfin, la dernière publication importante faite en 1884 est celle de M. Paul Masson, de Merceuil (Côte-d'Or), qui eut, le premier, l'heureuse idée de recommander, dans l'article qu'on va lire au *Journal de Beaune*, le trempage des liens d'accolage dans le sulfate de cuivre en dissolution, avant de les employer.

Monsieur le Rédacteur,

Permettez-moi de me servir de la publicité de votre journal, pour divulguer le résultat d'observations, faites sur des vignes atteintes du *Mildiou*; puissé-je ainsi rendre un petit service à mes pauvres collègues en viticulture et leur aider à prévenir, dorénavant, les effets désastreux de ce nouveau fléau.

Tout d'abord je pose comme un fait indéniable, l'action du sulfate de cuivre : chacun, cette année, a pu l'observer sur les vignes atteintes et son effet préservateur n'est, je suppose, mis en doute par personne.

Or, comment ce sulfate de cuivre dont est imprégné le *paisseau*, agit-il sur les feuilles malades ? Est-ce par les *racines* qui absorberaient et assimileraient à la sève du cep les parcelles de sulfate que contient la pointe enterrée du paisseau ; ou bien plutôt est-ce par le *rameau* qui placé en contact ou dans le voisinage de ce même sulfate, serait préservé par une influence chimique et directe de ce dernier ?

. . . .

. . . .

. . . .

Voici ce que j'ai observé :

1° Des ceps de vignes ayant un paisseau *sulfaté* planté à leurs pieds, mais étant accolés à un autre paisseau *non sulfaté*, ont été attaqués et ont perdu absolument toutes leurs feuilles.

2° Réciproquement, des ceps ayant un paisseau *non sulfaté* à leurs pieds, mais ayant été accolés à des paisseaux voisins *sulfatés*, ont été absolument indemnes.

3° Enfin j'ai vu et fait voir également dans des vignes cultivées sur *hautains*, c'est-à-dire dans lesquelles les paisseaux étaient remplacés par des fils de fer, supportés de distance en distance par des piquets en bois également injectés, j'ai vu, dis-je, des ceps dont les rameaux étaient accolés les uns sur les fils de fer, les autres sur les piquets, n'avoir absolument que ces derniers préservés.

De toutes ces observations que conclure, sinon que ce n'est pas le sulfate de cuivre que contient la partie du tuteur enfoncée en terre qui agit, mais que c'est bien celui que contient la partie du paisseau exposée à l'air libre ?

Alors, comment appliquer le remède ? Faudra-t-il donc garnir toutes les vignes de paisseaux *trempés* et chaque année les injecter à nouveau ? Faudra-t-il asperger le cep, ou le saupoudrer de sulfate de cuivre comme on le saupoudre de soufre pour le préserver de l'oïdium.

Ces deux modes d'application me semblent devoir être efficaces, mais ils auront, je crois, l'inconvénient d'être d'une application longue et dispendieuse ; le premier même aurait le grand désavantage de ne pas être applicable à des vignes en hautains.

Je termine en vous annonçant que je me propose de combattre ce terrible fléau, dans la prochaine campagne, simplement en employant pour accoler mes vignes, de la paille trempée dans une très forte dissolution, ou plutôt dans une eau saturée de sulfate de cuivre, sauf à employer des liens plus gros et plus nombreux qu'on le fait ordinairement. Puisse la publication de ces quelques observations empêcher de plus grands savants que moi de s'égarer dans les recherches d'un mode d'emploi utile du sulfate de cuivre contre le terrible Mildiou.

Recevez, M. Lambert, l'expression de mes sentiments distingués.

Paul MASSON.

Voilà les faits tels qu'ils se sont passés en 1884.

Dès qu'on eut constaté l'action des échalas et qu'on eut recommandé les liens, on pensa tout naturellement, en Bourgogne et ailleurs probablement, à asperger les feuilles des ceps par une dissolution de sulfate de cuivre à une dose qu'on se réservait d'expérimenter dans la campagne suivante. Il est à peu près certain que cette idée d'application vint à la plupart des viticulteurs bourguignons à la fois ; mais nous ne trouvons de mention spéciale à cet égard que dans le compte rendu, fait par M. Serre, de la séance du comité d'agriculture de Beaune du 21 février 1885, date à laquelle l'ordre du jour de la réunion portant l'étude de cette question, « Le Mildew », M. H. Cyrot, un des membres du comité, proposa « de projeter sur les feuilles une solution aqueuse de sulfate de cuivre, d'un degré à déterminer, à l'aide d'un petit balai. ».

Dans cette même séance, plusieurs membres prirent la parole sur le même sujet pour faire différentes propositions. M. G. Paulin dit « qu'il se proposait de répandre sur les feuilles de la vigne la liqueur sulfatée en fine rosée, au

moyen d'un pulvérisateur. » Le savant et regretté président,
M. de Vergnette-Lamothe, recommanda aux expérimentateurs « de tenir compte de toutes les circonstances de température, d'humidité, etc., afin de pouvoir faire un rapport
concluant au comité; » et il fit part de ses recherches sur la
marche de la production du sucre dans les raisins des vignes
mildiousées. « La quantité du sucre, dit-il, est restée inva-
riable pendant 9 jours consécutifs, malgré une température
très favorable à la formation de ce principe essentiel. »

M. J. Ricaud a encore affirmé l'effet préservatif des échalas nouvellement sulfatés. La chose s'est trouvée définitivement constatée dans cette séance.

M. Barberot a dit « que certains propriétaires employaient
des échalas sulfatés seulement dans la moitié de leur longueur, et que dans ce cas on avait remarqué que les feuilles
voisines de la portion sulfatée étaient seules préservées. »

Un autre membre recommanda d'expérimenter les effets
de la pulvérisation à la surface du sol d'une certaine quantité de sulfate de cuivre en dissolution.

Enfin, M. Serre a donné lecture d'un petit travail sur le
Mildew, dans lequel il conclut ainsi : « Il y a donc urgence
d'aviser à appliquer le remède qu'une observation absolu-
lument constatée a fait découvrir dans le sulfate de cuivre. »

De ce jour, le Comité d'agriculture fit les plus grands efforts pour vulgariser les procédés connus, et, durant cette
année 1885 de nombreuses expériences furent faites sur un
grand nombre de points avec des doses variables de sulfate
de cuivre en dissolution.

C'est le 1er avril 1885 que M. Millardet, professeur
à la Faculté des sciences de Bordeaux, fit, à la Société
d'agriculture et de viticulture de la Gironde, une communication au sujet des bons effets qu'il avait obtenus contre le
Mildew en employant, par aspersion, avec un petit balai, un
mélange liquide de chaux et de sulfate de cuivre.

Ce mélange devint dans la suite la bouillie bordelaise.
Les expériences que le savant professeur avait entreprises
en collaboration avec M. David, régisseur du château de
Beaucaillou (Gironde), furent répétées, l'année suivante, sur
une grande échelle dans les domaines de M. Johnston.

Pendant que MM. Millardet et David faisaient leurs expériences, un autre régisseur, M. Jouet, ancien élève de
l'Institut agronomique, expérimentait, sans connaître les
essais de M. Millardet, un mélange de chaux et de sulfate
de cuivre, dans des proportions différentes de la bouillie
bordelaise. Les résultats de ces expériences furent publiés

dans le *Progrès agricole et viticole* du 27 septembre et du 11 octobre 1885.

Des essais du même genre avaient lieu aussi, à peu près à la même époque chez plusieurs viticulteurs-propriétaires de vignobles dans les environs de Saint-Julien de Pauillac, de Margaux, de Saint-Estèphe, etc.

Dans cette même année 1885, M. Antonin Bouchard, un de nos viticulteurs les plus distingués, rechercha la dose minimum d'efficacité du sulfate de cuivre en dissolution, et arriva à trouver que des traitements faits à trois grammes par litre avaient produit une action tout à fait suffisante contre le Mildew.

L'expérimentateur fit ses essais à Saint-Loup-de-la-Salle (Saône-et-Loire), le 31 juillet, et c'est, dit il, d'après les conseils de M. Lelong, pharmacien à Beaune, qu'il appliqua la dissolution de 3 grammes par litre. Il se servit pour cela d'un ancien pulvérisateur Riley.

Le 26 septembre 1885 à la séance du Comité d'agriculture, il rendit compte de ses expériences et signala un fait très important qui montre avec quelle énergie le sulfate de cuivre adhère aux feuilles, c'est que fort longtemps après le le traitement, on apercevait encore à la surface des feuilles des taches très apparentes de la dissolution cuivreuse reconnaissables à leur teinte vert-bleuâtre foncée. Je ne puis mieux faire que de laisser à cet égard la parole à M. Serre, un zélé et actif secrétaire général du Comité, qui a rédigé le procès-verbal de la séance du 26 septembre 1885 ; il s'exprime ainsi :

« La parole est donnée à M. Ant. Bouchard pour une communication sur le Mildew.

« M. Bouchard expose qu'il possède à Saint-Loup une vigne où il a tenté diverses expériences en vue de combattre le Mildew. Il a partagé la vigne en zones et a traité chacune d'elles avec une matière différente. Il a insufflé du soufre sublimé, et a injecté avec un pulvérisateur Riley du polysulfure de calcium et du sulfate de cuivre, ce dernier à la dose de 3 grammes par litre, Or, au moment actuel, après que ladite vigne a eu à souffrir considérablement des atteintes du Mildew, il existe sur la surface un véritable oasis de verdure au milieu de tous les autres ceps grillés et dépouillés. Cet oasis correspond précisément à la parcelle qui a reçu l'injection de sulfate de cuivre, ce qu'il est encore facile de constater à cause des traces de cette matière encore adhérentes aux feuilles. Toutes les autres parties de la vigne n'ont plus de feuilles. Il y a là une expérience certainement concluante.

« M. Pingeon à Dijon a fait un essai analogue et avec le même résultat, comme le constate une lettre de M. Bessy communiquée par M. Texier et qui reste dans nos archives.

« Enfin M. Bouchard signale, à Corpeau, une vigne appartenant à M. Dubois, notre collègue, et dans laquelle un fait semblable est à remarquer. M. Magnien, professeur d'agriculture, a examiné cette vigne et a rendu compte de ses impressions dans le *Progrès de la Côte-d'Or*. Il sera utile de se procurer le numéro de ce journal pour conserver le rapport de M. Magnien.

« En résumé, M. Bouchard insiste sur la dose de sulfate de cuivre employée (trois grammes par litre), et sur ce fait que cette matière restant, après dessication, adhérente aux feuilles, est susceptible d'empêcher ultérieurement l'invasion du cryptogame. »

Telle fut l'origine du procédé Ant. Bouchard qu'un grand nombre de viticulteurs appliquèrent, avec succès, pendant le courant de l'année 1886, dans plusieurs vignobles de France et de l'étranger.

Ici, pour la suite de l'historique du procédé bourguignon, je cite textuellement le rapport fait par M. A. Montoy à la Société des agriculteurs de France, rapport dans lequel se trouvent énumérées les pièces justificatives à consulter pour établir l'historique.

« A la séance du 31 octobre 1885 des faits nombreux vinrent confirmer nos espérances.

« Des rapports très détaillés furent présentés au Comité et fournirent à nouveau la preuve éclatante que nous étions en possession d'un remède certain.

« Ces renseignements présentant un grand intérêt pour le pays, il fut décidé qu'ils seraient reproduits, *in extenso*, dans le *Bulletin du Comité* (n° d'octobre), et que ce dernier serait envoyé gratuitement aux maires et instituteurs de toutes les communes viticoles du département.

« Les résultats obtenus en Bourgogne ayant eu un grand retentissement, des demandes nombreuses de renseignements affluèrent de toutes parts ; le bureau du Comité décida un nouveau tirage de son bulletin qui fut envoyé, suivant les demandes, dans plusieurs départements viticoles de France.

« Dans les séances de novembre et décembre 1885, de même qu'à celles qui eurent lieu dans les premiers mois de 1886, cette importante question fut toujours mise à l'ordre du jour des séances, donnant lieu à de sérieuses études. Sans aucun parti pris, le Comité recommanda, en même temps, que la continuation des traitements déjà pratiqués, l'essai de ceux indiqués en d'autres pays.

A la suite de la séance de septembre 1886, une commission constate les résultats obtenus, recueille, de la bouche des propriétaires, toutes les indications utiles et le rapport de la commission proclame que la pulvérisation de la solution de sulfate de cuivre, sans adjonction d'autres substances est le meilleur remède contre le Mildew, meilleur :

1° Parce que son effet est complet;

2° Parce qu'il est plus économique;

3° Parce qu'il n'exige pas l'emploi d'appareils compliqués, susceptibles de s'engorger. »

En résumé, vous voyez, Messieurs, qu'on ne peut attribuer à un seul l'honneur d'avoir trouvé l'action du sulfate de cuivre comme antidote du Mildew.; mais je tiens à affirmer, ce qui, du reste, n'est plus douteux aujourd'hui pour personne, c'est que les vignerons bourguignons ont la plus large part de la découverte, car ils ont été les premiers à signaler les effets obtenus par la présence d'échalas récemment trempés au milieu de vignes envahies Ils ont été aussi les premiers à recommander le sulfatage des liens, et l'emploi d'un procédé simple, peu coûteux, par l'aspersion ou la pulvérisation d'une dissolution de sulfate de cuivre.

Je le dis d'autant plus librement que ce n'est ni par patriotisme régional ni par amour-propre personnel que je tranche la question de priorité en faveur de la Bourgogne : je ne suis pas bourguignon, et, de plus, je n'ai aucune vanité à tirer pour mon propre compte de la découverte, puisque je n'y ai contribué en rien, n'étant, du reste, à Beaune que depuis peu de temps. Je suis donc à même de pouvoir juger avec impartialité les faits qui se sont passés; et je puis dire que c'est un grand honneur pour la Bourgogne en général et l'arrondissement de Beaune en particulier, que d'avoir trouvé un moyen facile et pratique de porter remède à la situation critique des vignobles, et d'avoir prémuni, pour la suite, la viticulture du monde entier contre des désastres incalculables.

Mode d'action du sulfate de cuivre

Quand on connut les effets du sulfate de cuivre, on rechercha aussitôt comment pouvait se produire son mode d'action.

M. Millardet a eu le grand mérite de mettre en lumière ce fait capital pour la pratique des traitements.

Voici comment il s'exprime dans une brochure publiée en 1886 et intitulée : *Traitement du Mildiou et du Rot :*

« Si l'on emploie des solutions étendues de chaux, de sulfate de cuivre ou de fer, on constate que les conidies et les zoospores qu'elles engendrent sont, à l'égard de ces solutions, d'une sensibilité vraiment prodigieuse. Si la solution est un peu trop concentrée pour le développement des conidies, celles-ci n'émettent pas de zoospores et meurent sans éprouver de changements notables. Si la liqueur est un peu moins concentrée, quelques zoospores se forment, mais, au contact du liquide, au lieu de se mouvoir rapidement, elles se traînent lentement, s'arrêtent bientôt sans germer et ne tardent pas à périr. Si, suivant une autre marche, on sème des conidies dans un volume connu d'eau distillée auquel on ajoute, une fois les zoospores en mouvement, des doses croissantes d'une solution titrée de chaux, de sulfate de fer ou de cuivre, il arrive un moment où les zoospores s'arrêtent et sont tuées définitivement. L'expérience m'a appris que la limite de concentration de ces diverses solutions, c'est-à-dire la concentration qui est incompatible avec le développement complet des germes reproducteurs, est :

Pour la chaux en solution, de $\frac{1}{10.000}$; pour le sulfate de fer, une solution de $\frac{1}{100.000}$ de fer ; pour le sulfate de cuivre une solution de $\frac{2\,4\,3}{10.000.000}$ de cuivre. C'est dire que les sels de fer, bien qu'ils soient très actifs, le sont près de 100 fois moins que ceux de cuivre, et que la chaux l'est 10 fois moins que le fer. — On voit encore qu'il sera difficile de trouver des succédanés aux sels de cuivre à cause de l'énergie prodigieuse de leur action sur les germes reproducteurs du Peronospora. »

Ainsi donc, le sulfate de cuivre est actuellement l'agent le plus efficace contre le Mildew ; et il agit, en dissolution, sur les spores ou conidies de celui-ci pour en empêcher la germination.

Principes des traitements

L'importance de ce fait ne vous échappera pas, car il nous donne deux enseignements qui nous permettent de poser les principes des traitements : 1° que les applications de sulfate de cuivre doivent être faites préventivement, c'est-à-dire avant l'arrivée des spores ; 2° que la quantité de sulfate peut être donnée à une dose très réduite.

On a parfaitement constaté que, quand le Mildew est déjà dans les feuilles, son développement y continue malgré l'application d'une dissolution de sulfate de cuivre, même très concentrée. On peut même dire que, dans ce cas, la maladie est très difficile à vaincre, et qu'on n'y arrive généralement pas si les circonstances météorologiques sont favorables à la végétation du cryptogame : le mycélium forme sans cesse des rameaux conidifères nouveaux et les taches s'étendent; cependant, il est juste d'ajouter qu'on prévient de nouvelles invasions; mais il n'en arrive pas moins que la présence du Mildew dans les feuilles suffit pour les désorganiser et les faire tomber.

Il est donc trop tard pour songer à faire réussir un traitement pratiqué après l'invasion générale des feuilles. S'il n'y a que quelques taches dans le vignoble, on peut, par un traitement exécuté tout de suite, arrêter le développement de la maladie, et empêcher la formation de nouvelles taches, en même temps qu'on se prémunit contre des invasions ultérieures.

On a donc des chances de succès après un premier traitement, mais c'est assez rare : il faut pour cela que le Mildew soit bénin. En général, quand l'invasion est intense et qu'il se produit de nouvelles apparitions de Mildew, il faut faire plusieurs traitements : deux au minimum. Des cas de guérison ont été signalés après un seul traitement fait immédiatement à l'apparition des taches, ou après deux ou trois traitements à 8 ou 10 jours d'intervalle, en cas d'invasion générale depuis plusieurs jours.

On devra donc toujours faire un traitement préventif qu'on recommencera si cela est utile, c'est-à-dire si on voit apparaître de nouvelles taches.

Du reste, il est nécessaire de faire des traitements répétés pour plusieurs raisons : d'abord, la composition cuprique est plus ou moins entraînée par les eaux des pluies, et il peut se faire qu'il n'en reste qu'une faible quantité quand le Mildew arrive ; de plus, il se fait presque toujours plusieurs invasions dans le courant de l'été (on en a même compté jusqu'à 15) ; enfin, il se forme sans cesse des feuilles nouvelles, qui, n'ayant pas été traitées, ne sont point indemnes.

La période d'incubation de la maladie a une durée plus ou moins grande, suivant que les phénomènes météorologiques sont plus ou moins favorables. Souvent on n'a eu à enregistrer que des mécomptes alors qu'on croyait avoir fait un traitement préventif; c'est que ce traitement avait été fait pendant la période d'incubation : il n'était donc pas préventif. Ainsi, par exemple, la période d'incubation, qui peut ne durer que 2 ou 3 jours, se prolonge quelquefois pendant 8 à 10 jours ; si, dans ce dernier cas, on ne traite que 4 jours avant l'arrivée des taches, il est trop tard pour que le traitement soit préventif.

Il sera toujours prudent de pulvériser 10 à 15 jours au moins avant l'apparition de traces de Mildew sur les feuilles, Une autre circonstance dont il faut tenir grand compte pour la réussite des traitements, c'est que la substance toxique doit être disséminée le mieux possible, en fines gouttelettes, à la surface de toutes les feuilles.

Etat des sels de cuivre à employer

Sous quels états doit-on employer les sels de cuivre ?

Le plus souvent, on se sert du sulfate de cuivre parce que ce sel coûte très bon marché et se trouve facilement dans le commerce.

Son action s'est montrée aussi plus efficace que celle des autres sels de cuivre.

On le vend sous forme de gros cristaux bleu-blanchâtre, qu'on nomme vitriol bleu ou couperose bleue. Il présente, en général, une réaction acide. Quand on le chauffe à 200 et 300 degrés, il perd ses 5 équivalents d'eau de cristallisation et devient anhydre ; il est alors facile à réduire en une fine poudre blanche. Pur, son action est énergique ; mais le sulfate du commerce est souvent mêlé avec du sulfate de zinc ou de fer qui ont beaucoup moins d'action sur les spores du Mildew, et diminuent son efficacité.

Pour se rendre compte, rapidement et pratiquement, de la pureté du sulfate de cuivre, on prépare une dissolution de ce sel et un lait de chaux très faible ; si le sulfate de cuivre est pur, on a, par addition du lait de chaux, un précipité d'un blanc bleu ; s'il est mêlé avec du sulfate de fer, le précipité a une couleur d'un bleu-rouillé ; enfin, s'il renferme du sulfate de zinc, on a un précipité blanc-sale.

Poudres

Les procédés de traitement à base de sulfate de cuivre peuvent être divisés en trois catégories : celle des poudres, celle des liquides plus ou moins épais, et celle des liquides clairs.

En 1884, M. P. Estève employa, contre le Mildew, une poudre de son invention dans laquelle il fit entrer du sulfate de cuivre, et qu'il nomma pour cette raison sulfatine. C'était un mélange de sulfate de cuivre anhydre pulvérisé, de sulfate de fer, de chaux et de soufre.

La composition actuelle de la sulfatine est la suivante :

Sulfate de cuivre anhydre. . . . 7 kil.
Chaux délitée à l'eau. . . . . . . 20 »
Soufre. . . . . 73 »

M. Skawinski de Bordeaux, dès 1882, faisait préparer, paraît-il, une poudre composée d'un mélange de soufre et de 10 0/0 de sulfate de cuivre avec laquelle il traitait ses vignes contre l'Oïdium et le Mildew.

Dans ces dernières années, les résultats qu'en ont obtenus MM. Skawinski père et fils, contre ces deux cryptogames, ont été assez bons dans le Médoc, la Lombardie, pays où les rosées sont abondantes et les pluies fréquentes. Voici la formule de la poudre Skawinski, telle qu'elle est employée pour un premier traitement contre l'oïdium et le Mildew :

Soufre. . . . . 50 parties.
Sulfate de cuivre. . . . . 10 »
Chaux . . . . 3 »
Poussière de houille. . . . . 29 »
Terre d'alluvion calcinée et pulvérisée. . 8 »

Les autres traitements se font avec le mélange suivant, quand on n'a plus à redouter l'oïdium :

Sulfate de cuivre. . . . . 10 parties.
Chaux . . . . 3 »
Poussière de houille. . . . . 72 »
Terre d'alluvion calcinée et pulvérisée. . 15 »

La poudre Podechard a été imaginée par un vigneron bourguignon de Gigny, près Beaune, en 1885. A ce propos, je dois dire que L. Podechard a fait, dès la première heure, des recherches intéressantes contre le développement du Mildew par les poudres.

La formule qu'il a donnée dénote beaucoup de perspicacité et un grand sens pratique.

Voici quelle était sa composition et la manière de l'obtenir, d'après M. de Vergnette de Lamotte :

« Avoir de la chaux grasse entièrement délitée à l'air ; — prendre 100 kil. de cette chaux préalablement passée à un crible grossier pour éliminer les corps étrangers ou les *pigeons* ; — avec 5 kil. de cette chaux et 15 kil d'eau, faire un lait de chaux clair ; — faire dissoudre 10 kil. de sulfate de cuivre dans 30 kil. d'eau chaude ; — laisser refroidir la solution jusqu'à 20 et 25 degrés ; mélanger la solution et le lait de chaux et bien remuer ; les 95 kil. de chaux étant étendus sur un sol durci et de préférence un dallage ou béton, sur une épaisseur de 0ᵐ20, et le liquide mélangé étant placé dans un arrosoir à pomme percée de trous très gros, on arrose la chaux pendant qu'un autre ouvrier la remue et la mélange au moyen d'un rateau en fer, à dents très élevées ; brasser le tout à la pelle et réunir en tas ; — laisser sécher pendant quelques jours cette poudre qui n'est qu'humide ; cylindrer ou rouler après dessication complète ; tamiser au tamis fin ; ensacher. »

Les résultats fournis par l'emploi de cette poudre en 1885, ont été très remarquables. Les vignes de L. Podechard avaient un bel aspect et conservaient bien leurs feuilles. Malheureusement, en 1886, les résultats, qui ont été bons, dans certains endroits, ont été médiocres dans d'autres, et somme toute, n'ont pas été aussi concluants qu'en 1885.

Il faudra expérimenter à nouveau la poudre Podechard avec des conditions météorologiques variables au moment de l'application.

La dernière matière pulvérulente dont j'aie à parler est la *sulfostéatite cuprique* de M. Chefdebien. C'est un mélange de talc et de sulfate de cuivre réduits en poudre impalpable.

Le docteur Nabias, professeur à la Faculté des Sciences de Bordeaux, en dit beaucoup de bien. Elle a réussi dans le Bordelais où elle a été expérimentée l'année dernière.

A quelles époques doit-on répandre les poudres ?

Cet épandage se fait aux mêmes époques à peu près que pour le soufre ; on se sert des mêmes instruments. En général on pratique 3 traitements : le premier doit avoir lieu vers le 15 mai et quelques jours avant la floraison. Le soufre active alors la végétation et empêche la coulure.

Quinze à vingt kil. de poudre sont suffisants pour un hectare.

Le 2ᵉ traitement se pratique sur la fin de juin à la dose de 30 à 35 kil.

Enfin le 3ᵉ traitement se fait dans le courant de juillet-août à raison de 40 à 50 kil.

Les bons effets des poudres anti-mildiousiques n'ont été constatés qu'après 4, 5 et 6 traitements.

Les avantages de ce mode de traitement sont nombreux ; voici les principaux : on peut combattre en même temps l'Oïdium et le Mildew quand les poudres renferment du soufre et du sulfate de cuivre ; on évite, de plus, les frais de transport de l'eau à pied d'œuvre ; et les appareils d'épandange sont simples et peu coûteux.

Mais les inconvénients des poudres sont très sérieux :

leur préparation est longue, difficile (il faut chauffer le sulfate entre 100 et 200 degrés pour pouvoir le réduire en
poussière), l'épandage doit se faire à la rosée ou après la
pluie et par un temps calme; l'adhérence des poudres est à
peu près nulle, et il arrive que le vent ou la pluie en entraî-
nent la presque totalité à la surface du sol; les traitements
nécessaires pour obtenir quelques succès sont au nombre de
4, 5 et 6, le plus souvent; le soufre, pour donner des résultats contre l'oïdium, doit être appliqué par voie sèche, tandis
que le sulfate, au contraire, doit l'être par voie humide pour
réussir contre le Mildew.

Il est probable que, dans les climats secs, à rosées peu
abondantes, les poudres n'ont que peu d'efficacité.

La conclusion à tirer de ce qui précède, c'est que les poudres sont le procédé de traitement le meilleur sous le rapport
de la facilité d'application; mais elles coûtent cher et ne
peuvent être employées avec succès que dans les pays à
rosées abondantes, à pluies fréquentes, dans les climats
maritimes, par exemple.

Il ne faut donc pas employer exclusivement les poudres; et il convient de faire de nouvelles expériences
cette année, pour qu'on soit fixé tout à fait sur leur valeur
comme procédé de traitement. Il est probable que la meilleure poudre sera celle qui sera formée d'éléments très faciles à solubiliser et qui sera très adhérente.

Liquides plus ou moins épais

Nous voici arrivés à l'étude des procédés qui emploient
des liquides plus ou moins épais. Dans cette catégorie, nous
avons la *bouillie bordelaise* et ses modifications.

Le procédé à la bouillie bordelaise est lui-même une transformation du procédé médocain qui consistait à appliquer
un mélange de chaux et d'acétate ou de sulfate de cuivre.

M. Millardet, en préparant ce mélange, a donné des proportions définies des deux composants, chaux et sulfate,
et il a posé des règles précises pour son application.

La bouillie est obtenue en versant un lait de chaux dans
une solution de sulfate de cuivre. Pour cela on fait dissoudre, d'une part, 8 kil. de sulfate dans 100 litres d'eau, et
on prépare, d'autre part, un lait de chaux en éteignant
15 kil de chaux avec 10 litres d'eau. On verse alors peu à
peu le lait sur la dissolution, on remue activement pour bien
mélanger, et on obtient une bouillie d'un blanc-bleuâtre.

M. Jouet a employé, avec succès, un mélange de 10 kil.

de chaux et 11 kil. de sulfate pour 100 litres d'eau, dans les vignobles du château de Langoa dont il est le régisseur.

Un grand nombre de viticulteurs ont étendu d'eau la bouillie bordelaise et en ont obtenu d'aussi bons effets qu'avec la formule proposée par M. Millardet.

Tous les mélanges pâteux, plus ou moins liquides, qui ont été employés, se répandent soit avec un petit balai de bruyère, soit avec un pulvérisateur. Il est préférable de distribuer la matière le plus finement possible sur les feuilles et de se servir pour cela d'un pulvérisateur.

En 1886 on a été obligé de faire, dans la plupart des cas, 3, 4 et même 5 traitements pour obtenir une immunité suffisante.

Les résultats pratiques de la dernière campagne ont été satisfaisants dans certains endroits, médiocres dans d'autres, et désastreux sur plusieurs points.

La conclusion à tirer, à l'heure qu'il est, de l'étude du procédé Millardet, c'est que ce procédé, tout en étant d'une efficacité réelle, qu'il serait injuste de ne pas reconnaître, ne donne pas de meilleurs résultats que les traitements par les liquides clairs que nous allons étudier maintenant, et que, par conséquent, il y a lieu de l'abandonner pour ceux-ci qui présentent un bien plus grand nombre d'avantages et beaucoup moins d'inconvénients à l'application.

La bouillie n'a pas tenu toutes ses promesses, et, étant donné sa non supériorité, vous ne l'emploierez pas. Il est à peu près certain qu'elle a fait son temps et qu'elle sera abandonnée dans la suite (1).

Du reste, M. Millardet a déjà reconnu dans plusieurs articles du *Journal d'agriculture pratique* qu'on devra beaucoup réduire la proportion de chaux à l'avenir. C'est parfaitement notre avis, et nous croyons même qu'on peut tout à fait la supprimer ou bien n'en conserver, comme en Côte-d'Or, qu'une quantité extrêmement faible ayant pour unique but de teinter la liqueur sulfatée, afin que le propriétaire d'un vignoble puisse s'assurer, par des traces bien visibles, sur les feuilles, que ses ouvriers ont fait le traitement avec soin.

---

(1) Les appréciations que je fais ici de la bouillie bordelaise s'appliquent à l'ancienne formule et non à la nouvelle qu'a proposée, tout récemment, M. Millardet, et que je n'ai pas encore eu le temps d'expérimenter, ni d'étudier.   É. M.

(Note ajoutée pendant l'impression.)

Liquides clairs

Nous avons à examiner, à présent, la catégorie des procédés dans lesquels on emploie des liquides clairs.

Le sulfate de cuivre en dissolution sert à sulfater les *échalas* et les *liens d'accolage*.

Les constatations faites, en Bourgogne, en 1884, ont montré que le sulfate de cuivre pouvait être efficace avec des doses infiniment réduites.

Les expériences de 1885 et 1886, avec des échalas récemment trempés, ont donné des résultats incomplets, mais leur action est certaine ; elle existe dans un rayon de 0,25 à 0,30 tout autour de l'échalas.

Le sulfate concentré dans les fibres du bois, après évaporation de l'eau, ne s'échappe qu'entraîné par les eaux des pluies à l'état de dissolution très faible.

Les bois durs sont les moins efficaces parce que leurs fibres sont peu spongieuses et ne prennent qu'une petite proportion de sulfate, lors du trempage.

Les bois tendres, au contraire, sont meilleurs : le peuplier, le tremble, le pin, le frêne sont ceux qui conviennent le mieux.

D'après M. Boucherie, le sulfatage est plus facile à faire quand les échalas sont verts que quand ils sont secs, mais il faut ajouter que cette règle ne s'applique pas aux bois résineux, qui, en raison de la résine qu'ils renferment, doivent être trempés plus longtemps quand ils sont verts que quand ils sont secs.

Pour obtenir des effets sérieux avec des échalas trempés, il en faudrait mettre 80,000 environ à l'hectare, d'après les expériences de M. Prosper de Lafitte.

Il est évident que ce procédé n'est pas pratique.

Le retrempage s'est montré efficace, mais c'est une opération trop coûteuse pour pouvoir être employée.

On peut conclure qu'il ne faut pas négliger le trempage des échalas avant leur transport dans les vignobles. Les chiffres suivants montrent tous les avantages qu'on retire de cette opération pour la durée du bois en terre.

Échalas en bois-blanc 10 ans ; dépense par mille et par an . . . . 2 fr. 40

Échalas en bois blanc sulfaté 15 ans ; dépense par mille et par an . . . . 2 fr.

Quatre jours sont reconnus suffisants pour le trempage, mais d'après M. Magnien 8 à 10 jours conviennent mieux.

L'action anti-mildiousique de l'échalas peut durer de 1 à 2 ans.

Les *liens sulfatés* ont donné de meilleurs résultats que les échalas. Leur efficacité a été plus manifeste et plus complète; et, dans bien des cas, en coteau, par exemple, elle a été suffisante, quand le Mildew était peu intense. Il est cependant prudent de ne pas les employer seuls.

On peut se servir de toutes sortes de pailles : celles de froment, de seigle, d'avoine sont d'un usage fréquent. Cette dernière est à préférer, parce qu'elle est la plus spongieuse et la plus absorbante et qu'elle retient une forte proportion de liqueur cuivreuse.

On a l'habitude de conserver la paille tout entière, avec l'épi, pour augmenter la capacité du réservoir de sulfate.

Le trempage des liens se fait dans une dissolution de 10 à 15 0/0, C'est une opération à recommander, mais non exclusivement, dans les régions où on se sert d'échalas ou de fils de fer pour supporter les ceps.

Les avantages que présente cette opération sont incontestables; on ne doit donc jamais la négliger, car les ceps jouissent ainsi d'une immunité relative, sans traitement spécial, ni main-d'œuvre appréciable. La dépense de sulfate qu'elle entraîne est presque nulle, et on n'a pas à redouter de trouver du cuivre dans les vins.

Les *dissolutions simples de sulfate de cuivre* ont été expérimentées en Bourgogne pendant l'année 1885 et 1886. Les essais nombreux dont elles ont été l'objet ont affirmé l'action du sulfate de cuivre seul.

Il n'est peut-être pas sans intérêt de faire connaître rapidement les résultats qui ont été obtenus en Bourgogne, avec des doses variables de la dissolution sulfatée.

Un grand nombre de viticulteurs et vignerons du Comité d'agriculture et de la Société vigneronne ont suivi avec beaucoup d'exactitude et de persévérance des recherches dans cette voie. Elles ont été couronnées d'un plein succès.

Je ne saurais rappeler tous les noms, des membres de ces Sociétés, qui ont contribué à faire le jour sur cet important sujet; je me contenterai de citer les essais dont j'ai constaté les résultats, *de visu*, ou que j'ai connus par la publicité. Ils seront un enseignement précieux pour l'avenir en ce sens qu'ils montreront le chemin déjà parcouru dans la pratique des traitements, et indiqueront les progrès qu'il reste encore à faire pour arriver à la meilleure solution possible de la question du Mildew.

Nous avons vu, plus haut, en parlant de l'historique des traitements, que c'est dans la séance du 21 février 1885 du

Comité d'agriculture que furent proposés et discutés les
procédés qui devaient être employés, dans le courant de la
végétation, pendant l'année 1885.

Le 17 mai suivant, dans sa troisième séance, la Société
vigneronne, qui était fondée seulement depuis le 15 février
et travaillait déjà activement, a entendu une communication
de M. J. Ricaud, son président, qui a exposé brièvement les
connaissances qu'on avait alors sur le Mildew et ses traitements.

« Nous recommandons aussi, dit-il, en parlant des essais à tenter
en 1885, l'application du sulfate de cuivre en dissolution répandue soit
sur le sol, soit sur la vigne même. Mais nous ferons comme pour
l'acide phénique (procédé Foëx), la recommandation d'opérer à très
faible dose, si les bourgeons de la vigne sont jeunes (1 à 2 grammes
par litre d'eau, sauf à augmenter plus tard). Dans les arrosages sur le
sol, en vue de détruire les spores d'hiver, on peut porter la dose à
15, et même 20 grammes par litre.

« Il ne nous reste plus qu'à parler des instruments propres à répandre
les préparations liquides que l'on veut essayer ou employer. Sur ce
point aussi, il reste beaucoup à faire ; cependant, certains appareils,
sans être parfaits, offrent des mérites incontestables. Comme il est
essentiel d'atteindre surtout le dessous des feuilles, là où est le siège
principal du mal, il ne suffit pas de lancer le liquide sous forme de jet
plus ou moins violent ; il faut le transformer en une sorte de vapeur,
en un brouillard humide enveloppant toutes les parties du végétal,
pénétrant dans les moindres fissures, etc... »

« Cette lecture terminée, dit M. P. Latour, secrétaire la Société,
remercie son président de l'intéressante étude qu'il a bien voulu nous
faire, et vote l'impression de ce travail pour que chacun des membres
l'ait à sa disposition et puisse le consulter. M. Lyoën, directeur de
l'École de viticulture, est chargé d'apporter sa collaboration à cette publication.

« Le pulvérisateur Riley (système Vermorel) dont il a été parlé dans
la communication de M. le Président, est expérimenté devant la Société.

M. Gaillot, mécanicien à Beaune, membre de la Société vigneronne,
fait fonctionner aussi un appareil similaire de son invention, et il est
permis à l'assemblée de comparer les résultats.

« L'appareil Gaillot se portant à dos en guise de hotte paraît beaucoup plus pratique que l'appareil Vermorel, mais le pulvérisateur
proprement dit brise moins le liquide que le pulvérisateur Riley ; du
reste, il semble assez facile à M Gaillot d'introduire dans son appareil
tel complément qui en fera le système le plus perfectionné jusqu'à ce
moment (1).

« La Société décide l'achat, par les soins du bureau, de l'un des
appareils pour être mis à la disposition de ses membres.

M Chauvenet, de Nuits, rappelle que le territoire de Nuits a été à
peu près envahi par le Mildew en 1877, mais, comme ce fait ne s'est

(1) Cette prédiction s'est parfaitement réalisée ; et je dis, par esprit
purement scientifique, que le nouveau pulvérisateur Gaillot, à pression hydraulique et à jet à effets multiples et instantanés, est incontestablement un des meilleurs de ceux qui existent actuellement.

Le jet Gaillot qui est surtout très remarquable, est destiné à remplacer, plus tard, les jets Riley et Raveneau.

produit qu'après vendange, il a passé inaperçu, et a été considéré comme le résultat naturel des fraîcheurs provoquant la chute des feuilles à cette époque de l'année.

« Il signale aussi, au sujet du sulfate de cuivre, que les paisseaux trempés debout, c'est-à-dire jusqu'à une certaine hauteur seulement, n'ont préservé la vigne du Mildiou que jusqu'à cette même hauteur, laissant ainsi voir les feuilles en parfait état à la partie inférieure du cep, tandis qu'elles étaient desséchées à la partie supérieure.

« Ces observations, constatées par un grand nombre de personnes, sont la confirmation des effets du sulfate de cuivre, exposés dans le travail de M. le Président.

« M. Morand Jules, signale que l'emploi d'abris contre la gelée lui a donné de très bons résultats contre le Mildew ; dans le climat des *Rôles*, notamment, sa vigne a été préservée complètement, sauf une partie que le manque d'abris ne lui avait pas permis de garnir. Pour lui l'expérience est donc concluante, et il estime qu'il y aurait lieu de joindre à la brochure sur le *Peronospora* un petit travail au sujet des abris.

« L'assemblée consultée, et après discussion, décide que cette question fera l'objet d'une publication spéciale à faire paraître ultérieurement. »

A la séance du 26 juillet 1885 de la Société vigneronne, M. Lyoen explique le mode d'action des échalas sulfatés, encore imparfaitement connu à cette époque.

Des expériences devant être continuées, la Société nomme pour les suivre une commission composée de MM. Jean-Baptiste Madon et Bard, de Chorey ; Gerbeault, de Bouze, Gauthey et Monnot, de Beaune.

Comme nous l'avons vu en faisant l'historique de la dissolution sulfatée, c'est le 26 septembre, qu'au Comité d'agriculture, M. Ant. Bouchard exposa les différents essais qu'il avait tentés et fit connaître les excellents résultats qu'il avait obtenus avec une dissolution à 3 pour mille.

Le *Bulletin du Comité d'Agriculture* d'octobre 1885 a donné un compte-rendu historique des traitements bourguignons sous la signature de M. A. Montoy, le dévoué et sympathique vice-président du Comité.

Il y est fait mention d'une visite que MM. Montoy, Ricaud et Latour ont faite le 12 octobre dans les vignobles des environs de Beaune pour constater le succès des traitements exécutés pendant la campagne de 1885.

Le rapporteur parle d'abord des échalas ; il constate que ceux en bois blanc récemment sulfatés à 2 et 3 0/0 ont donné des résultats non complets, mais néanmoins assez satisfaisants. De vieux échalas ont été à nouveau sulfatés à 8 0/0 par M. Montoy ; ils ont eu des effets appréciables, mais médiocres parce qu'ils avaient été mis trop tôt et que les pluies avaient déjà entraîné la plus grande partie du sel cuprique.

M. Montoy dit qu'il faut mettre les échalas récemment trempés un peu tardivement en place, c'est-à-dire peu de temps avant le départ de la végétation pour avoir une action plus marquée.

Les visiteurs s'étant rendus chez M. Pierre Coulnot, de Le Vernois, ont vu les résultats remarquables qu'a obtenus ce viticulteur par l'emploi de paille sulfatée à la dose de 1 kil. pour 10 litres d'eau. Ils constatèrent que les feuilles des ceps étaient en grande partie conservées et que la récolte était supérieure comme qualité et quantité à celle de la vigne voisine non traitée. A l'époque de la vinification, le vin de M. Coulnot avait une intensité de coloration supérieure de 1/3 au vin voisin, et, à la dégustation, celui-ci était beaucoup plus vert.

Les analyses de M. Quinard, pharmacien à Beaune, ont montré que le vin de M. Coulnot dosait 7 degrés d'alcool alors que le vin de la vigne non traitée d'à côté n'en renfermait que 5,25.

Les pailles qui avaient servi à l'accolage furent recueillies le 12 octobre, et 15 grammes ont été analysés par M. Caucal, pharmacien à Beaune, qui y a retrouvé encore 0^{g}157 du sel de cuivre.

Les vins de M. Coulnot analysés par le même chimiste se sont trouvés ne contenir aucune trace appréciable de cuivre.

Chez MM. H. Cyrot, Pallegoix, Fauveau, les résultats obtenus avec les pailles étaient aussi très beaux; la dépense avait été insignifiante et avait varié de 0,15 à 0,20 environ par ouvrée, par l'emploi d'une dissolution au 1/10 (soit de 1 kil. de sulfate pour 9 litres d'eau).

Les visiteurs allèrent ensuite voir les vignes de L. Podechard, le vigneron de Gigny qui avait traité dans le courant d'août par une poudre de son invention ayant la composition suivante :

Chaux grasse.	100 kil.
Sulfate de cuivre.	20 »
Soufre trituré	10 »
Cendres de bois.	15 »
Eau à 20 degrés.	50 »

Ils trouvèrent ces vignes en très bon état : les feuilles étaient au complet; on voyait une exubérance de végétation qui n'existait pas pour les vignes non traitées qui se trouvaient dans le voisinage. L'auteur du procédé pensait atteindre à la fois le Mildew et l'oïdium. Il expérimenta encore une natte en paille sulfatée de 0ᵐ03 qu'il attacha au-dessus des lignes de ceps conduites sur fil de fer.

A Saint-Loup-de-la-Salle, ainsi que j'ai eu occasion de le dire plus haut, M. Ant. Bouchard a fait des expériences diverses, et notamment avec du sulfate à 300 grammes par hectolitre. Les feuilles se sont non-seulement conservées, mais encore les fruits étaient superbes, bien fermes, parfaitement mûrs, d'une belle couleur noire et très riches en sucre. Le bois était bien aoûté.

A la suite d'une visite faite par MM. Pansiot, Ant. Bouchard et Danguy, professeur à l'Ecole de viticulture, ce dernier fut chargé de faire un rapport dans lequel il dit que le clos planté en gamay a été traité le 31 juillet 1885 à 300 grammes par hectolitre en se servant pour pulvériser de l'ancien pulvérisateur Riley; que les feuilles étaient parfaitement conservées, l'immunité aussi complète que possible, et les résultats très remarquables.

Des moûts provenant de ce clos ont été pris par lui et pesés en présence de M. de Vergnette de Lamotte, président du Comité.

On a constaté que les moûts des ceps traités dosaient 9 degrés 6/10 au gleucomètre alors que ceux des autres ceps abandonnés sans traitement ne dépassaient pas 6 degrés 1/10.

Le même chimiste analysa les moûts, après pression des grappes, et n'y trouva que des traces très faibles de cuivre ; puis, après 8 jours de fermentation : cette fois encore il ne rencontra que des traces presque insensibles de cuivre. Il fit alors une étude de la manière dont le sel cuivreux se répartit dans les feuilles. Plusieurs ceps furent traités à 1 pour cent. Six semaines après, il constata, au microscope, avec des réactifs appropriés, que la liqueur sulfatée avait pénétré dans la feuille par les stomates.

Cette même année, M. Pallegoix-Tartarin, de Levernois, a employé par aspersion une dissolution à 3 0/0 dont il a été très satisfait.

Dans la séance du 31 octobre 1885, plusieurs communications ont été faites au Comité d'agricuture par MM. Ant. Bouchard, Cyrot, Laviolette, Danguy, Ricaud et Montoy sur les divers procédés de traitements employés contre le Mildew.

Entre autres constatations dignes d'intérêt qui ont été relatées, se trouve celle de M. H. Cyrot qui dit avoir fait accoler plusieurs parcelles n'ayant pas été envahies; il a remarqué que les ceps de ces parcelles gardaient leurs feuilles plus longtemps à l'automne que ceux de parcelles non traitées et non envahies, situées dans le voisinage.

M. Ant. Bouchard rapporte une expérience faite à Santenay par M. Barrault-Robert qui accole ses vignes avec de la paille trempée pendant 12 heures dans un mélange de 12^{k}5 de sulfate par hectolitre d'eau, plus de 2^{k}5 à 3 kil. de chaux grasse anhydre.

M. Laviolette, dans la même séance, signale ce fait que la pyrale qui sévissait avec intensité les années précédentes, a disparu par le trempage d'échalas, pendant 1/4 d'heure dans un bain sulfaté ainsi que le recommande M. Gaillot.

M. de Vergnette de Lamotte, président, entretient ensuite le Comité des expériences qu'a entreprises M. Louis Podechard, de Gigny, avec une poudre dans laquelle il a fait entrer du sulfate de cuivre, du soufre, de la chaux et des cendres.

Dans le numéro d'octobre 1885 de la *Vigne américaine*, M. Ricaud constate que, des différentes observations faites jusqu'alors, il se dégage ces deux points très importants :

1° que l'efficacité du sulfate de cuivre seul contre le Mildew est indubitable ;

2° Que les doses d'emploi de cette substance peuvent être très réduites.

Il signale de plus que le système de taille à grande arborescence prédispose les ceps à être envahis avec intensité.

Dans le numéro de novembre du même journal, M. Ant. Bouchard parle de l'action anti-cryptogamique du sulfate de cuivre et relate les expériences qui l'ont amené à cette conclusion, que la présence du sulfate à très faible dose a une efficacité permanente aussi longtemps qu'il en existe des traces sur les feuilles ou à leur portée.

Il affirme à nouveau, que la dose de 5 pour mille est efficace, et il est absolument convaincu qu'elle doit être suffisante.

Sous la présidence de M. Belin, vice-président, la Société vigneronne, le 22 novembre 1885, s'occupe de la question du Mildew.

Nous laissons la parole à M. P. Latour, secrétaire, qui a rédigé le procès-verbal de la réunion :

« M. le Président ayant demandé, si, à l'égard du Mildew, des observations nouvelles, c'est-à dire autres que celles mentionnées dans la brochure récemment envoyée aux membres de la Société, ont été faites, M. Cornu d'Aloxe-Corton, indique s'être servi dans une vigne de Nuits, d'un soufflet injecteur (système Pillon), au moyen duquel il a employé de l'eau sulfatée à la dose de 5 0/0 ; l'opération pratiquée le 27 août a donné un résultat complètement satisfaisant. « Le liquide employé a

été de dix litres pour deux ouvrées et pour quatre heures de travail
d'un homme. M. Cornu fait fonctionner son appareil.

« M. Ant. Bouchard dit avoir traité d'après le même principe, des
vignes sur le territoire de Saint Loup, mais avec une dose de sulfate
de trois pour mille (3 grammes de sulfate par litre d'eau) seulement,
et que le résultat a été identique à celui obtenu par M. Cornu.

« M. Katterbach, mécanicien à Beaune, fait alors fonctionner un
appareil à air comprimé, de son invention, se réglant, quant à la
quantité du liquide, au gré de l'opérateur, qui porte, en guise de
hotte, le récipient renfermant le liquide à employer. La quantité utili-
sée est de 6 litres environ par heure et par ouvrée. Cet appareil a en
outre le grand avantage de ne causer aucune fatigue.

« M. Podechard-Pauvelot, de Gigny, indique la composition de la
poudre qu'il a employée (voir plus haut la composition de cette poudre).

« Enfin, M. Gagnerot, frappé du résultat obtenu contre le Mildew
par une simple aspersion, montre un projet d'instrument consistant
en un récipient portatif, qui, au moyen d'un tuyau de caoutchouc,
amène le liquide dans un balai que l'on n'a plus qu'à secouer sur les
vignes, en marchant. Très pratique, d'une simplicité extrême, et d'un
prix de revient insignifiant, cet appareil paraît avoir un avenir as-
suré. »

En consultant le registre des procès-verbaux des séances
du Comité d'agriculture, nous voyons, à cette époque,
constamment revenir à l'ordre du jour, l'étude des traitements
du Mildew.

Qu'on me permette d'extraire de ce registre les passages
suivants, rédigés par M. Serre à la suite des séances des
28 novembre et 26 décembre 1885 : ils témoigneront du
vif intérêt qui s'attachait alors à la question du Mildew et
ils montreront avec quelle méthode rigoureusement scientifique, le Comité poursuivait ses recherches et ses observations, sous l'habile direction de son président M. de Vergnette.

« M. le Président informe la Société qu'un certain nombre de récla-
mations se produisent, venant un peu de tous côtés, relativement aux
assertions de notre dernier bulletin sur le Mildew.

« On semble vouloir également soulever quelques objections : Le
poudrage n'entraînera-t-il aucun danger pour l'expérimentateur? Le
vin récolté dans les vignes poudrées ne contiendra-t-il pas du
cuivre ? etc., etc...

« A ce moment nous n'avons rien à répondre, et M. de Vergnette
recommande à tous nos collègues de n'entrer dans aucune discussion
au sujet de nos expériences. Les objections faites ne sauraient être que
des opinions préconçues, sans fondement possible; la pratique seule
peut répondre et elle est impossible à cette heure. L'an prochain,
toutes nos expériences seront reprises et étudiées avec soin, et les
faits seuls décideront.

« Il faut attendre leurs enseignements.

M. Bidault-Bruchet a écrit à M. le Président pour réclamer en sa
faveur la priorité de la remarque faite l'en dernier, de l'effet des échalas sulfatés sur la maladie de la vigne, le Mildew.

« M. A. Montoy prend la parole et il se félicite de ce fait que l'origine de la découverte du remède contre le Mildew, le sulfate de cuivre,
se trouve fixée d'une manière authentique et par un grand nombre
de personnes.

« La question de priorité pour les personnes importe peu. Nous savons tous qu'il en est un grand nombre dont le fait patent a frappé les yeux en 1884, et M. Martin, propriétaire à Cissey, commune de Merceuil, affirme même en avoir fait l'observation en 1882.

« Nous n'avons nulle intention de nier ces faits. Ce que nous revendiquons, *c'est la priorité de la découverte pour la Bourgogne*, parce qu'il semble qu'elle doive nous être disputée, soit par le Bordelais, soit même par l'Italie. Et c'est dans ce but que nous avons indiqué nos titres authentiques.

« Il sera répondu dans ce sens à M. Bidault. Ici, M. Latour, secrétaire de la Société vigneronne, prend la parole pour dire que le Mildew ne lui semble pas devoir être considéré comme une maladie nouvelle importée d'Amérique avec les cépages de ce pays. Suivant lui, les chutes de feuilles dont la tradition récente est encore présente à la mémoire de beaucoup de nos collègues, en 1848, en 1869, etc., auraient été produites par le Mildew, mal non défini à ces époques.

« Il est répondu à M. Latour que le Mildew était une maladie bien connue en Amérique, avant d'avoir été observée en Europe et qu'elle a été immédiatement reconnue lors de son importation avec les plants de ce pays, qui nous ménagent plus d'une surprise. Du reste, M. Laviolette fait une observation d'une valeur capitale. Les vignes mildiousées ne produisent que des vins imparfaits, manquant du degré d'alcool et de la couleur nécessaires. Or, les années citées par M. Latour ont produit des vins remarquables par leur richesse alcoolique et par leur robe brillante.

« La chute des feuilles peut être produite par plusieurs causes, notamment par les variations brusques de température. Mais, quand le Mildew sévit, la feuille se détache de son pédoncule qui reste attaché au sarment. A-t-on, dans les années que cite M. Latour, signalé ce fait tout fait particulier et caractéristique? Non. L'opinion de M. Latour demanderait à être appuyée par des faits plus précis, et cette question demeure encore ouverte à l'étude. L'assemblée, après cette discussion, revient encore au Mildew.

« Tout le monde s'accorde à reconnaître que la paille d'avoine sulfatée est préférable à tout autre. Elle possède une porosité plus grande et retient le maximum de la solution.

« M. de Vergnette a étudié, au moyen de réactifs chimiques, la situation du sulfate de cuivre dans les échalas trempés. L'échalas qui a été soumis à cette opération plus d'une année, n'a plus de cuivre à la surface. Le prussiate de potasse indique par une forte coloration brune que le cuivre a pénétré jusqu'au cœur de l'échalas lorsque le trempage a été bien fait, mais le lavage par les pluies l'a enlevé de la surface. Dans l'échalas sulfaté nouvellement, au contraire, le réactif montre le sel de cuivre attaché à la surface et c'est en s'en détachant, sous l'influence de la pluie et des vents, qu'il agit sur les feuilles de la vigne et paralyse les attaques du Mildew.

« Relativement à la poudre Podechard, il serait intéressant de se rendre compte de son adhérence aux feuilles et autres parties du végétal. Ce n'est, en effet, que dans cette situation que son action puisse être efficace.

« Malheureusement la saison d'hiver se prête mal à des expériences de cette nature. Toutefois, M. de Vergnette qui continue, malgré tout, la série de ses observations, sur cette importante découverte, a répandu, le 8 octobre dernier, une certaine quantité de cette poudre sur des arbres verts (épicéas).

« Il y a donc un mois de cela, et M. de Vergnette montre à l'assemblée des branches de pin, encore couvertes de poudre, malgré que les pluies exceptionnellement abondantes et des vents violents aient signalé la température de ces quatre semaines

« Il est donc permis de conclure que la poudre Podechard maintiendra suffisamment son adhérence aux diverses parties du végétal, et, pendant toute la saison d'été.

4

« Cette constatation a une valeur qui n'échappera à personne. Pendant l'été dernier, en effet, l'atmosphère a été exceptionnellement chaude, calme et sèche. On pourrait craindre que l'effet obtenu de cette poudre ne fut plus le même, si des pluies abondantes lavaient les feuilles, ou si des vents violents venaient à les secouer.

« La discussion des divers modes d'emploi du sulfate de cuivre dans la maladie qui nous occupe, montre, à l'évidence, que *la quantité de cuivre nécessaire au traitement est infiniment petite.* Ce fait apparaît bien dans la pulvérisation faite par M. Ant. Bouchard, d'une liqueur cuivreuse contenant seulement trois millièmes de sulfate, opération qui a donné un résultat favorable, absolument complet.

« Il faut donc en conclure que dans la formule de la poudre Podechard, la quantité de cuivre pourra être sensiblement réduite, ce qui en abaisserait de beaucoup le prix de revient déjà peu élevé. Mais, dit M. de Vergnette, arrêtons nous ici, et n'anticipons pas sur les expériences à faire. Pas d'idées préconçues; n'articulons que des faits sanctionnés par la mise en pratique. Toutefois, nous ne terminerons pas sans signaler l'effet probable du cuivre à dose infinitésimale et en pulvérisation sur les organes humains atteints de végétations cryptogamiques, tels les cas de dyphtériques, et nous serions heureux d'en voir faire une application par la médecine, si toutefois, cette expérience n'a jamais été tentée.

« Au premier printemps, nous consacrerons une séance à ces questions, afin que, de l'initiative de chacun de nos collègues, des expériences soient indiquées et préparées pour continuer notre campagne contre le Mildew.

« Ici, M. H. Cyrot place une observation. Il regrette que dans les formules de remèdes indiquées au bulletin, il n'ait pas été question du temps pendant lequel les pailles d'accolage doivent être mises à tremper dans les solutions sulfatées.

« Il sera remédié à cet oubli, si, au printemps, nous répétons dans un nouveau bulletin, les formules des remèdes employés; et déjà nous pouvons le faire ici, dans le procès-verbal de la séance. M. Cyrot avait effectivement dit à la séance du 31 octobre qu'il avait fait tremper des pailles pendant 48 heures.

« Celles de M. Barrault, de Santenay, l'avaient été pendant 12 heures seulement dans la solution de chaux et de sulfate de cuivre.

« Il semble que ce temps doive dépendre un peu de la solution dont on se sert.

« Avec une solution riche, il faudra moins de temps que si le liquide contient moins de sulfate : c'est là du moins l'opinion exprimée par plusieurs membres de l'assemblée. Il semble toutefois, que dans une solution à 10 ou 12 0/0, douze heures suffisent à tremper la paille. »

La séance du 26 décembre 1885 est présidée par M. Vergnette Lamotte.

« Avant d'entrer dans les questions à l'ordre du jour, M. le Président nous entretient encore de la question du Mildew. Dans ce moment on attaque le traitement au sulfate de cuivre pour deux causes :

1° Il présenterait des dangers pour les vignerons chargés du travail ;

2° Le vin provenant des vignes traitées pourrait renfermer des sels de cuivre et par suite être nuisible à la santé des consommateurs.

« Relativement au poudrage, nous n'avons pas d'expériences directes à citer. mais plusieurs membres font observer ceci : Les cultivateurs ont l'usage de prâliner leur semence de blé au moyen de mélange de cendres et de sulfate de cuivre, d'autres se servent de sulfate de chaux ; le sel de cuivre y entre dans la proportion de 5 0/0. Cette opération a pour but de préserver la récolte de la carie, vulgairement appelée charbon.

« A certains jours et dans les exploitations un peu importantes, le semeur répand la graine pendant des journées consécutives. Il aspire en assez grande quantité des poussières cuivreuses, et il n'est pas d'exemple qu'il en soit résulté d'accident.

« Cette année en Bourgogne, beaucoup de viticulteurs ont accolé la vigne avec de la paille sulfatée ; M. Cyrot cite un propriétaire de Sainte-Marie-la-Blanche, M. Clément, dont les vignerons auraient eu l'épiderme des mains entamé par suite de l'opération de l'accolage Cet inconvénient provient de la manipulation de pailles mouillées. Mais, en ayant soin de laisser égoutter les gluis, on évite cet accident, qui, du reste, arrivera à tout ouvrier maniant de la paille très humide. Il ne provient pas de la présence du sulfate. Au contraire, celui-ci produit une action styptique qui a pour effet de provoquer la cicatrisation des plaies. Tous les membres présents s'accordent à dire que l'accolage avec la paille sulfatée n'a amené aucun accident, et M. Cyrot ajoute qu'au contraire, chez lui, l'ouvrier chargé de préparer la solution et de faire tremper les liens, se trouvant avoir quelques écorchures aux mains, avait plutôt éprouvé un bon effet du contact de l'eau cuivrée.

« Il est donc très peu probable que le traitement par le sulfate de cuivre pourra, en quoi que ce soit, produire des accidents fâcheux pour les vignerons. L'expérience, du reste, parlera l'an prochain.

« Reste donc la question beaucoup plus difficile à résoudre de l'empoisonnement du vin.

« Nous sommes déjà en possession de quelques analyses qui nous rassurent, et nous avons d'autre part de sérieuses raisons de croire qu'il nous sera possible de diminuer de beaucoup la quantité de cuivre employée cette année dans les traitements.

« Il en résulterait un abaissement proportionnel dans les quantités de cuivre, déjà presque inappréciables, trouvées dans les vins des vignes traitées au sulfate et par conséquent, un amoindrissement du danger que certaines personnes semblent redouter. Mais il faut attendre avant de se prononcer, que de nouvelles et nombreuses expépériences aient élucidé la question.

M. Léger, vétérinaire, affirme que le sulfate de cuivre n'est pas un poison et qu'il en a vu administrer 50 grammes à un cheval sans que ce dernier en éprouvât d'accidents toxicologiques. »

L'année 1886 a été une période de nombreux essais sur une grande échelle.

Les évènements ont justifié les prévisions de 1885. Tous les membres du Comité d'agriculture et de la Société vigneronne se sont mis à l'œuvre, en vue de rechercher le meilleur moyen pratique d'appliquer des dissolutions à doses variables et principalement la formule Ant. Bouchard (3 pour mille).

Des témoignages nouveaux et très importants sont venus confirmer l'action du sulfate de cuivre seul d'une façon éclatante.

Toutes les expériences ont amené une démonstration aussi complète que convaincante de l'efficacité du procédé bourguignon.

Les membres des Sociétés agricoles de France et de l'étranger, qui sont venus visiter les vignobles de l'arrondissement de Beaune, ont pu vérifier sur place les résultats des traitements au sulfate. Ils se sont tous accordés à reconnaître les excellents effets de ce sel sur le Mildew.

Comme pour l'année 1885, je ne puis citer qu'un petit nombre des expériences qui ont été faites. Je regrette infiniment de n'en pas connaître davantage, car je suis persuadé que les résultats ont été concluants chez presque tous les viticulteurs bourguignons qui ont traité leurs vignobles avec intelligence et à-propos.

Les expériences que je vais énumérer ont été exécutées avec tout le soin désirable et sont réellement convaincantes :

Dès le début de la campagne, la Société vigneronne publiait à son bulletin les instructions suivantes, sur le traitement du Mildew :

« Cette année, sans aucun doute, la lutte contre le Mildiou sera sérieuse, et grâce à l'efficacité du sulfate de cuivre, le succès est certain. Nous n'aurons que l'embarras du choix parmi les nombreux modes d'application.

Afin de permettre aux viticulteurs de prendre en temps utile leurs dispositions à ce sujet, nous allons grouper ici sommairement les différentes formules expérimentées et préconisées ; chacun pourra choisir celui des procédés qui lui paraîtra mériter la préférence.

PROCÉDÉS BOURGUIGNONS

I. *Poudre Podechard*, combinée par notre collègue, M. Louis Podechard, de Gigny, commune de Beaune.

Chaux grasse en poudre (non éteinte) . . . . 100 kil.
Sulfate de cuivre . . . . 20 —
Soufre trituré . . . . 10 —
Cendres de bois non lessivées . . . . 15 —
Eau . . . . de 40 à 50 litres.

Faire dissoudre le sulfate de cuivre dans l'eau préalablement chauffée, passer la chaux dans un crible grossier, de manière à éliminer les corps durs, la placer sur un sol durci ou un dallage, en entourer la base, pour éviter l'écoulement du liquide, au moyen des cendres formant bourrelet, y ajouter le soufre ; verser sur le tout la solution du sulfate, en même temps qu'un autre ouvrier remue et mélange avec un rateau en fer, brasser à la pelle, mettre en tas, laisser sécher quelques jours, puis écraser et passer au tamis fin.

Les cendres, ni le soufre, ne sont indispensables ; on peut également réduire la proportion de sulfate de cuivre, et l'on procéderait alors de la manière suivante :

Avec 5 kilog. de chaux préparée comme il vient d'être dit, et 15 litres d'eau, faire un lait de chaux clair, faire dissoudre 10 kilog. de sulfate de cuivre dans 30 litres eau chaude.

Mélanger l'eau sulfatée et le lait de chaux et bien remuer.

Etendre sur le sol pavé les 95 kilog. de chaux restants, sur une épaisseur de 15 à 20 centimètres ; arroser la chaux avec le liquide préparé préalablement, puis terminer comme il a été expliqué pour la première opération.

Ces poudres peuvent se conserver indéfiniment ; elles sont répandues sur les feuilles de la vigne au moyen d'une pomme d'arrosoir ou d'une boîte à soufrer.

II. *Dissolution de sulfate de cuivre.*

Eau . . . . 100 litres.
Sulfate de cuivre . . . . . 300 grammes.

Répandre cette dissolution au moyen, soit d'un pulvérisateur spécial, soit d'un simple balai. Il est démontré qu'il est préférable d'asperger le dessus des feuilles plutôt que le dessous.

III. *Sulfatage de la paille d'accolage.*

Eau . . . . 100 litres.
Sulfate de cuivre . . . . . . 10 kil. au moins.

Il vaut mieux porter la dose de sulfate à 15 kil. Faire tremper la paille dans cette eau pendant quelques heures. La paille d'avoine est préférable, parce qu'elle est plus épaisse. Ce procédé qui est incontestablement le plus simple et le moins coûteux donne un très bon résultat, sans cependant que la préservation soit aussi complète que par les moyens précédents.

PROCÉDÉ DU MÉDOC

Tout en étant persuadé que les procédés qui viennent d'être décrits et qui tous ont pris naissance en Bourgogne où ils ont fait leurs preuves, sont préférables, nous croyons devoir faire connaître à nos lecteurs une autre formule découverte et appliquée dans le Bordelais. Les succès obtenus par cette opération sont avérés, mais elle présente, à notre avis, certains inconvénients, dont le principal est de maculer les raisins.

IV. *Procédé Millardet.*

Faire fondre 8 kil. de sulfate de cuivre dans 100 litres d'eau; dans un autre vase, mettre 15 kil. de chaux grasse en pierres, sur laquelle on verse lentement et petit à petit 30 litres d'eau. Quand le sulfate est entièrement fondu et que le lait de chaux est formé, réunir les deux liquides en agitant au moyen d'un bâton.

Asperger les vignes avec ce mélange au moyen d'un balai. en ayant soin de remuer de temps en temps pour éviter la formation d'un dépôt. Choisir un beau temps pour opérer. Il est inutile que les feuilles soient largement couvertes du mélange ; quelques éclaboussures suffisent, et même sans qu'il soit nécessaire que toutes soient atteintes. Faire en sorte que les raisins soient exemptés.

Quelques indications générales vont terminer cette note :

Les vases ou récipients servant à la manipulation des mélanges dans lesquels entre le sulfate de cuivre, doivent être en bois, en terre, en pierre ou en cuivre, jamais en fer ou en zinc.

Pour faire dissoudre le sulfate, il est préférable de le mettre dans un ou plusieurs sacs à tissu grossier, que l'on fait plonger dans l'eau et que l'on agite le plus fréquemment possible. La dissolution se fait plus vite ainsi, et l'on peut constater facilement quand elle est accomplie.

L'emploi du sulfate de cuivre offre, sinon des dangers, au moins certains inconvénients qu'il est facile d'éviter en prenant quelques précautions. Ainsi, dans l'application du procédé Podechard, il faut avoir soin de ne pas se placer sous le vent, pour ne pas aspirer la poudre par la bouche ou par le nez ; il en est de même pour le procédé à l'eau sulfatée.

Quant à l'usage des liens sulfatés, il suffit de s'abstenir de porter des brins de paille à sa bouche. »

En même temps qu'elle indiquait la voie à suivre dans la recherche du meilleur procédé de traitement, la même Société annonçait qu'un concours pour le traitement du Mildiou serait ouvert en 1886, à l'occasion duquel des constatations seraient faites chez les concurrents par un jury spécial chargé d'attribuer des récompenses.

A la réunion du 21 mars 1886, après s'être occupée de

54

questions d'achat de sulfate au meilleur prix possible, elle entend M. le président Ricaud qui propose de faire des essais avec ce sel contre le *Peronospora* ou *Phytophtora infestans* de la pomme de terre en plongeant simplement les tubercules dans la solution.

Le procès-verbal de la séance continue ainsi :

« Le 18 juillet suivant, M. E. Cornu rend compte de la séance tenue à Dijon, à l'occasion du concours régional au sujet du Mildew, de l'Anthracnose et du Pourridié ; il analyse les faits nouveaux qui ont été produits dans cette séance sur ces trois maladies. Puis M. le Président fait connaître que les moyens employés contre le Mildew ont donné des résultats sérieux ; que même en ce qui concerne le simple emploi de la paille sulfatée, l'aspect général des vignes est sensiblement supérieur comparé aux attaches avec la paille ordinaire : les faits constatés l'année dernière semblent donc confirmés.

Ensuite, M. Gaillot dit qu'ayant traité des treilles et des vignes au pulvérisateur avec une solution comprenant du sulfate de cuivre, de la chaux et du soufre, il n'a pas eu trace d'Erineum. Il propose de faire des études sur l'influence de la bouillie bordelaise sur les vins. M. le Président dit qu'au moment de la récolte, il pourra être donné satisfaction à cette proposition.

Enfin, des essais sont faits avec les appareils Pillon, Gagnerot, Broichot, et le balai-éventail de M. Ant. Bouchard. »

Le Comité d'agriculture, dans sa séance du 31 juillet avait encore inscrit à son ordre du jour la question du Mildew.

C'est M. Pansiot qui présidait la réunion.

« M. Joseph Martin, de Cissey, a la parole.

« Notre collègue rapporte de nombreuses expériences et le résultat de ses observations présentent un fait important, à savoir que de tous les traitements appliqués à des époques différentes, c'est le premier qui a produit le plus d'effet.

« Il a semblé à M. Martin que la nature du sol avait une influence marquée sur le développement de la maladie. Dans les terres blanches, silico argileuses, la vigne est moins atteinte que dans les terres argileuses.

« Une culture bien régulière, en saison et bien faite, semble aussi produire un effet heureux relativement à l'intensité de la maladie.

« M. Martin a employé comme traitement la solution de sulfate de cuivre, et à titre d'essai, il s'est servi de solutions beaucoup plus concentrées que celles indiquées par les expériences de l'an passé (soit 3 grammes par litre). il est allé jusqu'à 15 grammes par litre. Cette liqueur aspergée sur les feuilles, à l'époque de la floraison, n'a produit aucun accident. Les raisins ont bien noué, et les feuilles n'ont éprouvé aucun dommage.

« M. Ricaud est aussi d'avis que le traitement doit être appliqué de très bonne heure, commencement de juin, par exemple, mais il pense que les fortes doses dont parle M. Martin ne peuvent s'employer qu'en l'absence du soleil, et que la chaleur solaire grillerait les feuilles ainsi aspergées.

« Mais il recommande, comme d'une efficacité absolue, le traitement à haute dose avant le départ de la végétation. appliqué sur le bois de la vigne ; il a fait des expériences sur les treilles et sur des poiriers ; la réussite est complète.

« M. Moyne-Jacqueminot rapporte que, dans une de ses vignes, sur le territoire d'Aloxe-Corton, accolée avec de la paille sulfatée, le Mildew semblait sur le point de prendre des proportions inquiétantes, et de cela il y a une huitaine de jours au plus.

« Aussitôt il fit traiter par la solution de sulfate de cuivre et la maladie a été immédiatement enrayée. La solution de sulfate de cuivre était aux 5/1000.

« M. Pansiot fait remarquer que, souvent, l'aspersion n'est pas faite d'une manière irréprochable ; que les sommités du végétal sont seules atteintes par le liquide, tandis qu'il faudrait, au contraire, prendre des précautions pour que toutes les feuilles, aussi bien que celles du haut du cep, participassent à la distribution du sel de cuivre.

« M. Martin Joseph appuie cette remarque et dit qu'il faut 50 litres de solution pour asperger une ouvrée. Il a employé cette quantité, sans qu'il y ait une perte sensible de liquide tombée sur le sol.

« M. Ricaud, faisant observer que l'emploi de la bouillie bordelaise présente des inconvénients, notamment par l'obstruction des appareils destinés à la répandre, lui préfère la solution de sulfate de cuivre seul, mais il demande si on pourrait remplacer le lait de chaux par une solution saturée de cette matière.

« M. Danguy répond que la chaux étant très peu soluble, on serait obligé d'employer une très grande quantité d'eau, afin de mettre assez de chaux en présence du sulfate de cuivre, pour opérer la décomposition de celui-ci. Mais M. Danguy ajoute que ce mélange de chaux et de sulfate, quel qu'il soit, ne lui paraît pas devoir réaliser les espérances qu'il avait fait naître et que probablement la pulvérisation de la solution de sulfate de cuivre deviendra le remède le plus applicable et le plus efficace.

« Assistant à la Société d'agriculture de Châlon-sur-Saône, il a entendu plusieurs vignerons de Saône-et-Loire constater des insuccès de traitement par la bouillie bordelaise.

« La poudre Podechard n'aurait pas non plus donné des résultats tout à fait satisfaisants.

« Enfin ce mode de traitement, cuivre et chaux, poudre ou liquide, a l'inconvénient d'employer beaucoup plus de cuivre que celui de la pulvérisation de sulfate seul et par cela même, ce dernier se recommande aux préférences des vignerons.

« Toutefois, jusqu'à présent, il n'y a pas lieu de prendre des conclusions, soit dans un sens, soit dans un autre.

« Les expériences sont en cours, elles sont suivies avec soin et intelligence ; à la fin de la campagne seulement, nous serons complètement édifiés. »

Le compte-rendu de la séance du 28 août s'exprime de la façon suivante à propos de l'état du vignoble :

« Si des terres arables nous passons au vignoble, nous sommes plongés dans un profond découragement.

« La récolte est nulle, ou à peu près, dans les bons vins, et bien médiocre dans les ordinaires. Quelques raisins, çà et là, presque en maturité. Quelques autres aussi, çà et là, absolument verts. Que sera la vendange dans ces conditions ?

« Mais fermons les yeux sur la récolte, et regardons la vigne, nous la voyons harcelée par ces implacables ennemis : le Phylloxéra, le Mildew, les intempéries des saisons !

« Le phylloxera fait toujours des progrès incessants. La vigne épuisée s'étiole, la chlorose l'envahit, la feuille sèche et tombe.

« Enfin, le Mildew, rôdant comme le loup autour de la bergerie, attaque les vignes les moins bien défendues et celles tardivement traitées, et fait des victimes parmi leurs malheureuses feuilles ; celles-ci se recoquevillent, sèchent et tombent à leur tour.

« Voilà les trois causes auxquelles, selon MM. Ricaud et Lyoën, on doit attribuer le défeuillement partiel du vignoble.

« Quant à l'action spéciale du Mildew, il est peut-être prématuré de la préciser absolument.

« Toutefois, il semble que la résistance dépend de plusieurs circons-

56

tances. La bonne culture, la richesse du sol qui porte la vigne, une
fumure généreuse, toutes causes d'où résulte une bonne et vigoureuse végétation semblent aider beaucoup aux traitements.
  » Pour ceux-ci, on constate évidemment que l'action préventive a
été jusque là victorieuse ; les traitements faits dans les commence-
ments de juin défient jusqu'à ce jour, le *Peronospora* ; mais la résistance observée persistera-t-elle jusqu'à la vendange ? Nous l'espérons,
mais ne saurions encore l'affirmer, tant l'ennemi semble assiéger la
place avec fureur
  « Dans les vignes affaiblies par d'autres causes, ou par des attaques
antérieures du Mildew, dans les terrains arides et peu profonds, dans
les expositions ou climats, qui, comme la plaine, ne sont pas tout à
fait favorables au végétal, les traitements un peu tardifs semblent
avoir échoué. L'accolage avec la paille sulfatée avec ou sans addition
de chaux, n'a pas suffisamment garanti la vigne de l'invasion du Peronospora, et pour ces causes déjà l'opinion se partage sur la valeur
du remède.
  « Le Comité d'agriculture nommera dans sa prochaine séance, une
commission qui aura pour mission de préciser, par un examen appro-
fondi, les effets obtenus, les succès et les insuccès, et, dès aujourd'hui,
nous invitons ceux de nos collègues, qui s'occupent activement de cette
question, à prendre part à la prochaine séance, et à faire partie de la
commission dont il s'agit. Ils en comprennent toute l'importance. »

Le 25 septembre 1885, la séance est présidée par M.
Montoy, vice-président.

  « Le président dit que l'heure est venue de constater les résultats
contre le développement du Mildew, et propose, ainsi qu'il a été con-
venu à la dernière séance, de nommer une commission pour cet objet.
  « Immédiatement sont nommés commissaires :
MM. A. Montoy, Larcher, Joseph Martin, G. Paulin, Boillot, Masson.
  « Et il est décidé que cette commission commencera ses opérations
de visites le jeudi 7 octobre.
  « Avis en sera donné par les journaux, afin que les personnes
désireuses de faire voir leurs vignes traitées et de soumettre leurs observations puissent le faire à ce moment.
  « M. A. Montoy, le rapporteur de la commission, a donné un compte-
rendu de l'excursion, dans le *Bulletin du Comité* du mois de septembre 1886. »

Voici en substance ce qu'il y est dit :
Dès le 24 juin, on constatait des traces de Mildew dans
l'arrondissement de Beaune.
La récolte, qui s'annonçait bien en mai, fut en grande partie anéantie par la coulure qui se produisit par suite de temps
pluvieux et froids.
A ce moment, le mal fut entravé par la sécheresse prolongée qui a suivi, et il ne reparut que sur la fin de juillet.
C'est alors que le Mildew devint grave dans la première
quinzaine d'août. Ce n'est guère qu'à cette date qu'on se
mit à traiter sérieusement; et malgré cette époque tardive,
les résultats furent, on peut le dire, magnifiques.
La commission a fait ses visites à Beaune, à Savigny, à
Pernand, à Aloxe-Corton, dans des vignobles situés à différentes altitudes, en plaine et en côte, et fit des observations

sur les différents degrés de résistance des cépages cultivés : noirien, gamay, aligoté, pinot blanc ou chardenay.

Les renseignements principaux qu'elle a pris chez les propriétaires sont consignés dans le tableau suivant qui donne les époques des traitements, la quantité de matière employée et les résultats obtenus :

NOMS des PROPRIÉTAIRES	SITUATION des VIGNOBLES		PAILLE employée	NATURE de la solution	ÉPOQUE des TRAITEMENTS	SULFATE DE CUIVRE par hectol.	CHAUX AMMONIAC associés	RÉSULTATS DES TRAITEMENTS
MM. Ant. Bouchard	Beaune	Clos de la Mousse	paille sulf.	12 p. 0/0	Du 20 au 25 juil.	0 k.300p.°/°		Très beau résultat obtenu.
G. Paulin	Beaune	Clos des Avaux	paille sulf.	10 p. 0/0	28 août	5 k. 000		Assez b. résultat (malgré l'époque tardive).
A. Montoy	Beaune	Avaux, Champimont	paille sulf.	10 p. 0/0	15 août	2 k. 500	2 k. chaux	Beau résultat.
Louis Maldant	Chenôve		paille sulf.	10 p. 0/0	Fin juillet	0 k. 600		Beau résultat.
Moyne-Jacqueminot	Savigny	Lavières	paille sulf.	2 à 5 p. 0/0	20 juillet	0 k. 500		Très beau résultat.
Id.	Id.	Taluet	paille sulf.	3 à 5 p.-0/0	20 juillet	0 k. 260	1/2 lit. ammoniac	Beau résultat.
Id.	Aloxe	La Giterne	paille sulf.	3 à 5p. 0/0	20 juillet	0 k. 500		Très beau résultat,(vigre en plaine), 1er trait.) vigne en plaine.
Gaillot	Beaune	Champagne	paille nat.		Fin juin	1 k. »	2 kil.	
Id.	Id.	Id.	Id.		15 août	1 k. »	2 kil.	2e trait.) beau résultat.

Le plus grand nombre des propriétaires fit un accolage avec de la paille trempée à 12 0/0. M. Ant. Bouchard employa la paille dans toute sa longueur, c'est-à-dire en conservant l'épi.

M. Montoy, au climat dit les Aigrots, a préservé une vigne par le simple emploi de paille sulfatée. On pouvait voir, en effet, que cette vigne avait conservé toutes ses feuilles dans un bon état de santé, très tard, après les vendanges.

D'après les observations faites par la Commission, les vignes bien entretenues et cultivées en temps opportun sont celles qui ont été le mieux préservées.

De très bons résultats ont été observés chez M. Moyne-Jacqueminot, à Savigny.

Le chef de culture de ce propriétaire-viticulteur, M. Benoît Langeron, attira l'attention des visiteurs par la différence existant entre des vignes traitées et bien entretenues et d'autres traitées aussi, mais négligées. M. Benoît a remarqué que les pinots étaient plus éprouvés par le Mildew que les gamays, qui, cependant, sont considérés comme les moins résistants.

A Chenôve, M. Louis Maldant avait des vignes très bien entretenues et traitées avec soin dont l'aspect verdoyant et la belle récolte contrastaient singulièrement avec les vignes voisines, situées dans les mêmes conditions de sol, de cépage et d'exposition.

A Pommard, des traitements soignés avaient très bien réussi chez M. Charles de Vergnette-Lamotte. Il en était de même chez Mme de La Loyère, à Savigny.

Les conclusions de la Commission sont les suivantes :

« De l'ensemble des résultats constatés, résultats confirmatifs de ceux obtenus l'année dernière, il résulte que :

« 1° L'efficacité de la solution de sulfate de cuivre dans l'eau, pour combattre le Mildew, est absolument démontrée ;

« 2° Il ne semble pas y avoir utilité de lui associer, soit de la chaux, soit de l'ammoniaque, soit toute autre substance.

« Nous croyons devoir ajouter à ces conclusions le mode pratique de traitement qui en résulte.

« I. — Accolage des pampres à l'échalas avec de la paille de seigle ou d'avoine, laissée entière dans toute sa longueur, et trempée pendant 24 heures dans une solution de sulfate de cuivre à 10 0/0 au minimum. Plus la solution sera concentrée, plus son action sera énergique et durable.

« Ce traitement nous paraît devoir être suffisant dans les terrains secs et au sommet des coteaux.

« II. Pulvérisation de la solution cuprique sur les feuilles.
— Ce traitement comporte deux cas :

« 1° Traitement préventif : Aspersion sur les feuilles, dès fin mai ou commencement de juin, d'une solution faible, de 300 à 500 grammes par hectolitre d'eau.

« Ce traitement unique a donné des résultats complets, sous la réserve des terrains sujets à un excès d'humidité ;

« 2° Traitement curatif : Dans le cas où le traitement préventif aurait été négligé, ou dans les terrains faisant l'objet de la réserve ci-dessus, pulvériser sur les feuilles, la maladie étant déclarée, une solution plus concentrée à 2, 3, et même 5 0/0, suivant l'intensité du mal. »

A propos du traitement indiqué ci-dessus comme ayant donné de beaux résultats à M. Gaillot, voici ce que nous lisons dans le numéro du 15 septembre 1886 de la *Vigne française* sous la signature R. J.

« Un propriétaire-viticulteur de Beaune (Côte-d'Or). M. Gaillot, l'inventeur-constructeur de plusieurs instruments viticoles, a, en avril dernier, imaginé de traiter préventivement une partie de ses vignes avant l'ouverture des bourgeons ; à l'aide de son pulvérisateur, il a badigeonné les pieds des souches, les branches, les tailles, les bourgeons, avec une solution cupro-calcique, composée de 2 pour cent de sulfate de cuivre, 1 pour cent de chaux grasse par hectolitre d'eau ; toutes les surfaces des ceps ont été couvertes de ce badigeon adhérent.

« Au moment de la végétation, le débourrage a eu lieu normalement ; à la floraison, les pousses étaient garnies de feuilles d'un beau vert, n'ayant aucune trace de Mildiou et d'Erinéum ; néanmoins, huit jours après la fleur passée dans les conditions atmosphériques si défavorables pour les raisins, il procéda à un deuxième traitement préventif avec une solution amoindrie, savoir : 1 kil de sulfate de cuivre, 1 kil de chaux grasse par hectolitre d'eau ; la pulvérisation a eu lieu sur l'avers et l'envers des feuilles, sur les jeunes sarments, sur les fruits dont les grains étaient à peine formés.

« Voici arrivée la première quinzaine de septembre, les feuilles sont toujours vertes, indemnes de toute affection parasitaire, les raisins sont en cours de maturation.

« Un grand nombre de propriétaires et de vignerons ont visité les vignes traitées de M. Gaillot, ils ont reconnu l'efficacité des traitements préventifs faits avant la pousse des vignes.

« Lors du traitement préventif fait avant le débourrage, dans le clos de vignes de M. Gaillot, en avril 1886, une surface d'environ huit ares fut réservée afin de procéder à un traitement plus tardif, pour comparaison. Il fut fait vers le 5 juillet, un mois après une visite minutieuse eut lieu ; on reconnut des atteintes de Mildiou sur quelques feuilles. Immédiatement M. Gaillot procéda à un deuxième traitement en pulvérisant la solution cupro-calcique de haut en bas des ceps, sur les parties supérieures des feuilles seulement, afin de ne pas atteindre les raisins au moment de la véraison ; le mal fut enrayé.

« Cela indiquerait que jusqu'à l'approche des vendanges, si des traces de Mildiou apparaissaient, par suite des alternatives de chaleur et d'humité, il serait bon de pulvériser encore, sur les surfaces extérieures de la vigne, afin de conserver jusqu'à la récolte le plus grand nombre de feuilles possible.

« Dans tous les cas le traitement préventif fait en avril, depuis la base des souches jusqu'au dessus des tailles, devra être préféré partout, non-seulement pour préserver du Mildiou, mais encore d'autres parasites animés ou cryptogamiques.

« NOTA. — La faible addition de chaux dans la solution cuivreuse ne sert qu'à graniter les feuilles de taches blanchâtres, afin de prouver que le travail a été bien effectué sur toutes les surfaces de la vigne. Le sulfate de cuivre seul, agit comme *agent destructeur du Mildiou, de l'Erinéum, etc.* »

Il n'est peut-être pas sans intérêt de rapprocher des chiffres ci-dessus, ceux préconisés tout récemment par MM. Millardet et Gayon dans le *Journal d'Agriculture pratique* du 19 mai 1887; on remarquera qu'ils sont assez peu différents.

« Puisqu'il est impossible de constituer la bouillie avec la quantité exacte de chaux indiquée par la théorie, disent les deux professeurs, voyons quel est le chiffre approximatif que nous suggère l'expérience.

En tenant compte des faits qui viennent d'être indiqués et de cette considération qu'il est infiniment préférable de pécher par excès que par insuffisance de chaux, nous adopterons pour 100 grammes de sulfate de cuivre un tiers de ce poids, soit 33 grammes, au lieu de 22s4 qui est le chiffre théorique.

Ainsi donc en résumé :

A la place de l'ancienne bouillie composée comme suit :

Eau	100 litres.
Sulfate de cuivre. .	6 kil.
Chaux vive.	12 kil.

Nous proposons, pour être appliquée en grand, sous le nom de bouillie d'application générale, celle dont voici la formule :

Eau	100 litres.
Sulfate de cuivre. .	3 kil.
Chaux vive.	1 kil.

Prendre 2 et 4 litres, de ces 100 litres, d'eau et en faire, avant d'y mettre à dissoudre le sulfate de cuivre, avec le kil. de chaux vive, un lait de chaux ou une pâte homogène qu'on versera petit à petit et en agitant dans la solution de sulfate de cuivre.

En outre de cette bouillie d'application générale, nous recommandons, à titre d'essai, les deux bouillies dont les formules suivent :

Bouillie d'expérience Nº 1.

Eau	100 litres.
Sulfate de cuivre. . .	2 kil.
Chaux vive	670 gr.

Faire et ajouter comme précédemment le lait de chaux.

Bouillie d'expérience Nº 2.

Eau	100 litres.
Sulfate de cuivre . . .	1 kil.

Lait de chaux avec 340 gr. de chaux vive.

On devra suivre, pour la préparation et l'application de ces bouillies nouvelles, les mêmes prescriptions que pour la bouillie ancienne. Elles devront être employées à la dose de 350 à 500 litres par hectare. »

On voit donc, par ces indications, que les professeurs de Bordeaux se font une idée bien différente du rôle de la chaux, que l'année dernière. Ils ne s'arrêteront certainement point dans cette voie, car de nouvelles expériences, cette année-ci, leur indiqueront, sans aucun doute, qu'on peut réduire encore davantage la dose de chaux, sans inconvénient pour la réussite des traitements, et qu'au contraire, c'est grand profit pour la sensibilité et la force de pénétration de sulfate de cuivre, en même temps que pour la facilité de la pulvérisation.

Ils en arriveront donc, par la logique des faits, à ne considérer la chaux que comme une matière ayant pour but unique de teinter la dissolution de sulfate, à seule fin de permettre, comme nous l'avons déjà dit plus haut, aux propriétaires de vignobles de pouvoir contrôler le travail de leurs ouvriers.

Tout autre substance s'associant sans précipitation avec le sulfate de cuivre et jouant le rôle de teinture sur les feuilles devrait être préférée à la chaux.

M. J. Ricaud, dans cette idée, a recommandé l'emploi de l'amidon.

Voici maintenant un extrait du procès-verbal de la séance qu'a tenue le Comité le 30 octobre 1886, sous la présidence de M. Art. Montoy.

Il a été rédigé par M. Léger, vétérinaire, secrétaire adjoint du Comité :

«M. le Président passe ensuite au rapport de la Commission d'examen des vignes, pour constater les résultats obtenus contre le Mildew et fait remarquer que si ce rapport a été publié avant d'être lu au Comité, c'est qu'il s'agissait de permettre aux intéressés d'aller constater par eux-mêmes, et avant la chute des feuilles, produite par les premières gelées, les beaux résultats obtenus.

« Il demande si les membres présents n'ont rien à ajouter aux observations qui y sont consignées.

« M. Imbault a traité ses vignes au 15 juillet et a obtenu de très beaux résultats. Il avait employé, à cet effet 1 kil. de sulfate de cuivre par hectolitre d'eau.

« M. Bigarne fait part d'un fait constaté par un jeune vigneron de Chorey, le fils Bretin, qui a employé la poudre Podechard à haute dose. A l'ouverture supérieure des fûts de vin blanc, il a remarqué des globules de la grosseur d'une noisette, assez fermes et répandant une odeur extrêmement forte. Il a attribué cela à une agglomération de chaux. M. Bigarne ne croit pas que cela puisse porter atteinte à la qualité du vin

« A cette observation, M. E. Masson, professeur à l'Ecole de viticulture de Beaune, répond qu'il a connaissance du fait et s'exprime ainsi :

« Le vin blanc qui m'a été apporté au laboratoire par M. Bretin, vigneron à Chorey, présentait dans ses déjections des globules qui, à l'analyse, m'ont révélé l'existence d'une forte proportion d'acide tartrique et de chaux ; ce sont des tartrates de chaux, qui se sont précipités dans le vin à l'état insoluble.

« Ecrasés sous les doigts, ils répandaient une odeur infecte d'œufs pourris due à la présence d'une certaine proportion d'hydrogène sulfuré.

« J'ai tout lieu de croire que la chaux n'était autre que celle qui existe normalement dans les lies augmentée de celle qui pouvait provenir d'un traitement contre le Mildew soit à la poudre Podechard, soit à la bouillie bordelaise.

« L'odeur d'hydrogène sulfuré très prononcée que j'ai sentie ne pouvait venir que d'un traitement des ceps avec du soufre en poudre.

62

« Ayant recherché s'il y avait du cuivre dans ces globules, je n'en ai pas constaté de traces appréciables; il est probable que s'il s'en trouvait, il y était à l'état de sulfure, et que l'excès d'hydrogène sulfuré était resté à l'état libre.

« Comme je verrai le vigneron Bretin incessamment, je lui recommanderai, si la mauvaise odeur persiste encore dans son vin, de le soutirer deux ou trois fois dans des fûts préalablements soufrés.

« L'acide sulfureux dégagé par la combustion des mèches soufrées agit sur l'hydrogène sulfuré et donne d'une part de l'eau et de l'autre du soufre qui se dépose. On pourrait aussi faire disparaître l'odeur d'œufs pourris par l'addition d'une quantité de sulfate de cuivre suffisante pour assurer la combinaison des deux corps et la précipitation du soufre à l'état de sulfure de cuivre insoluble. Mais ce procédé présente quelques dangers, car il peut se faire que la dose de sulfate nécessaire pour obtenir cette combinaison soit suffisante pour être plus ou moins nuisible à la santé. »

« Reprenant la question des vignes, tout le monde est d'avis que le traitement doit être appliqué de bonne heure.

M. Ant. Bouchard, qui a eu un succès complet dans ses vignes, croit au remède préventif. Il a laissé entière la paille qu'il a sulfatée à 12 0/0 pour accoler ses vignes et a fort bien réussi. Il rappelle que la dose minime pour les aspersions de 3 grammes par litre lui avait été conseillée par M. Lelong, pharmacien à Beaune, pour éviter de brûler les feuilles, et il tient à le faire remarquer. Il a constaté qu'avec nos eaux calcaires, les taches dues au sel de cuivre et laissées sur les feuilles par les aspersions persistent un mois, deux mois et même plus, et qu'elles sont là en permanence pour combattre le Mildew. Il est d'avis de traiter par la solution de 3 à 5 pour mille, et d'employer concurremment la paille sulfatée à 12 0/0.

M. A. Bouchard termine en disant qu'il croit que le sulfate de cuivre est destiné à aider à la régénération de la vigne, en ce sens que si le Mildew persistait pendant trois années consécutives, l'affaiblissement de la plante, par la perte de ses feuilles, amènerait fatalement sa mort; tandis que le sulfate de cuivre donne une énergie toute particulière à la circulation de la sève, ainsi que l'accuse la verdeur du feuillage et son aspect sain et vigoureux.

« M. Barberot confirme ces faits par ses observations personnelles, et ajoute qu'il a constaté que sous les arbres, des vignes phylloxerées même paraissaient résister davantage.

« Tous les membres présents sont d'avis que c'est la solution cuprique employée seule qui constitue le traitement le plus pratique et le plus économique, et qu'elle a été employée et recommandée pour la première fois par le Comité.

« Ceux qui revendiquent l'honneur d'avoir trouvé les premiers un traitement efficace contre le Mildew par l'emploi d'autres procédés, se sont d'abord ri de notre heureuse découverte.

« M. Léger est d'avis que la chaux qui entre dans diverses compositions, rend le cuivre libre, et c'est alors qu'il peut être plus dangereux, car il peut former des oxydes toxiques extrêmement énergiques.

M. de Torcy prend la parole :

« Ainsi qu'un certain nombre de propriétaires bourguignons, je m'étais contenté de faire accoler mes vignes avec de la paille trempée dans une solution de sulfate de cuivre à 10 0/0. En 1885, le Mildew n'avait sévi, dans notre région, que d'une manière peu inquiétante, et j'espérais que cette mesure préventive suffirait, cette année, à arrêter sa marche, lorsque la maladie se déclara avec une certaine intensité dès les premiers jours du mois d'août. Informé tardivement de cet état de choses, ce ne fut que le 27 du même mois que je pus faire commencer un traitement plus efficace.

« Le clos traité par moi est situé à Santenay-le-Haut, près du village.

« Son étendue est de deux hectares. Il est séparé en deux portions à peu près égales, par un large sentier. La partie supérieure, où la vigne est vigoureuse et en bon état de culture et d'entretien a été la seule traitée. Désirant me rendre compte des résultats produits par le sulfate de cuivre employé à des doses différentes, j'ai partagé ma vigne en bandes de terrains, chacune de quatre ouvrées. La première partie a été arrosée avec une solution ne contenant par hectolitre d'eau que 500 grammes du sel de cuivre ; la deuxième a été traitée à la dose de 1,000 grammes et ainsi de suite jusqu'à 3 kil., en augmentant la dose de la solution de 500 grammes pour chaque nouvelle partie traitée. Sur les derniers rangs de ceps, j'ai même fait pulvériser une solution à 4 0/0 et même un peu plus. Ce travail fait soigneusement avec un pulvérisateur Gaillot a demandé deux journées et demie, y compris le transport de l'eau au pied de la vigne.

« Comme je viens de le dire, la vigne traitée commençait à beaucoup souffrir du Mildew.

« La maladie fut pour ainsi dire arrêtée à l'instant. Les feuilles trop fortement attaquées tombèrent peu à peu, tandis que le cryptogame ne s'étendit pas d'avantage sur les feuilles atteintes seulement en partie. Malgré l'époque avancée à laquelle le traitement avait été opéré, la la plante en avait ressenti immédiatement les excellents effets qui ont persisté très tard dans la saison. La vigne, par son apparence de verdeur et de bonne santé, contrastait jusqu'aux dernières semaines d'octobre, avec les voisines, et spécialement avec la partie inférieure de mon clos qui n'avait reçu aucun traitement. Bien qu'accolée avec de la paille trempée, cette dernière vigne a vu la maladie se développer de plus en plus et ses feuilles tomber rapidement, et même avant la vendange , à l'exception toutefois., de celles appartenant à des ceps abrités par les murs ou par les arbres.

Je ne puis signaler aucune différence sensible entre les diverses parties traitées à des doses graduées ainsi que je viens de l'expliquer.

« Le feuillage paraissait un peu plus vert dans la partie qui avait reçu la plus forte proportion de sulfate de cuivre. Mais la différence n'était pas assez appréciable pour engager à préconiser l'emploi des solutions les plus concentrées. Il m'a semblé que la solution cuprique à 1 0/0 était complètement suffisante pour arrêter la maladie même déclarée. Peut-être cette dose pourrait-elle aussi servir pour les traitements dits préventifs de préférence aux solutions moins concentrées, mais alors à la condition de faire le travail d'aspersion d'une manière plus sommaire, c'est-à-dire en arrosant moins chaque cep. Ce mode de faire devrait produire le même effet, puisque les feuilles des vignes recevraient à peu près une même quantité de sulfate de cuivre que si l'on répandait en plus grande abondance une solution plus faible, et offrirait l'avantage de rendre le travail plus rapide et par conséquent de diminuer d'une manière sensible, les frais de main-d'œuvre.

« Tout en reconnaissant volontiers la justesse des conclusions si bien présentées par M. Montoy, sur l'efficacité complète du sulfate de cuivre employé seul et sans qu'il soit utile de lui associer une autre substance, il me semble préférable de mélanger à la solution cuprique, au moment de s'en servir, une faible quantité de chaux, de manière à la teinter légèrement. La surveillance du travail fait en devient ainsi plus facile aussi bien pour le propriétaire que pour le vigneron, ce dernier n'étant plus exposé à oublier par mégarde quelques ceps. La chaux, par suite de la réaction chimique qui se produit, permet aussi d'employer impunément les solutions les plus concentrées. La crainte de brûler le feuillage de la vigne n'existe plus, et il devient loisible d'opérer sans inconvénient, même sous les rayons d'un soleil ardent.

« C'est du moins ce qui me paraît résulter de la remarque que j'ai pu faire dans la partie de mon clos traitée à la dose la plus élevée.

« Enfin, je ne puis que confirmer les observations faites avec tant de compétence sur l'aide considérable que les traitements contre le Mildew reçoivent des soins apportés à la bonne culture de la vigne. »

« Dans certains terrains, l'accolage et le relèvement des pampres faits à bonne heure paraîtraient même suffire à empêcher le développement de la maladie. Il m'est arrivé, comme à chacun, de constater, cet automne, l'état satisfaisant de vignes non traitées, mais cultivées avec soin et surtout à propos, et qui pouvaient rivaliser avec leurs voisines aspergées de sulfate de cuivre, mais moins bien partagées sous le rapport des soins culturaux qui leur avaient été donnés. »

« M. Montoy croit qu'en traitant par le procédé Podechard, il serait bon d'employer la poudre après la pluie ou après une rosée abondante, pour obtenir un bon résultat. »

A l'Ecole de viticulture, le directeur, M. Lyoën, a fait, en 1885 et 1886, plusieurs expériences très concluantes dans les vignes appartenant à la ville de Beaune.

Au moment des vendanges dernières, il montrait avec une certaine satisfaction les très beaux résultats qu'il avait obtenus dans les climats des Cras, de Genet, des Marconnets et des Fâs. Dans la côte de Beaune, les ceps supportés par des échalas trempés à 2 0/0 au moment de leur mise en place, ont été accolés avec de la paille à 10 0/0 ; et du 6 au 15 août, on a répandu une dissolution de 1 0/0 au moyen d'un pulvérisateur.

A Chorey, dans des vignobles de plaine plantés en ganay, et beaucoup plus éprouvés, on a employé à peu près les mêmes modes de traitement que dans la côte. Aux climats des Fiètres, des Rèpes, de Pont-de-Pierre, de la Plante-des-Champs, les vignes de l'Ecole ont été fort remarquées pour le bon état de conservation de leurs feuilles et l'excellente maturité de leurs raisins.

Une parcelle de peu d'étendue située aux Fâs et plantée en aligoté a été éprouvée de très bonne heure. On a appliqué à la première apparition des taches, le 17 juillet, une dose de sulfate en dissolution à 1/2 0/0. Ce seul traitement a suffi pour enrayer le mal ; et, finalement, le résultat obtenu a été excellent, car cette vigne portait encore des feuilles en grand nombre, dans le courant de novembre, longtemps après que les vignobles voisins non traités étaient entièrement dépouillés des leurs.

Dans le clos de l'Ecole de viticulture, M. Lyoën a entrepris plusieurs expériences avec les procédés connus et recommandés au commencement de l'année 1886, et il a fait, de plus, quelques essais particuliers.

Toutes ces expériences ont été l'objet d'un rapport très détaillé au ministère de l'agriculture. Je me bornerai à citer en bloc quelques-unes des démonstrations qui ont été les plus probantes : la poudre Podechard s'est montrée médiocre ; la dissolution à 1 0/0 a été bonne, ainsi que la bouillie bordelaise et l'eau céleste.

Tous ces traitements ont eu lieu le 10 août.

Quelques ceps traités à 6 0/0 ont eu leurs feuilles grillées ; les bourgeons ont été atteints profondément ; mais il est bon d'ajouter qu'ils ne présentaient plus aucune lésion apparente au bout de quelque temps.

A 3 0/0, il se produisit des taches rousses, qui persistèrent moins longtemps encore.

Dans sa réunion du 21 novembre 1886, la Société vigneronne a entendu le très remarquable rapport de M. Heuvrard sur le concours établi pour les meilleurs traitements contre le Mildew.

Voici ce document *in extenso* :

MESSIEURS,

En septembre 1884, alors que tous efforts des viticulteurs étaient concentrés dans la lutte contre le terrible destructeur de nos vignes, contre le Phylloxera, apparut soudain un nouveau fléau, qui, en quelques jours, envahit absolument tous les vignobles de notre belle côte.

« Comme au lendemain d'une gelée générale et forte, les feuilles de nos vignes disparurent, desséchées par un mal inconnu, laissant la récolte dans un état fort incomplet de maturité et dont malheureusement se ressentent certains vins de cette année si tristement signalée.

« L'alarme fut grande parmi nous et chacun attribua ce désastreux effet à un refroidissement subit de la température. Mais bientôt la science nous révéla que la véritable cause du mal était due à un parasite cryptogamique, espèce de champignon existant depuis plusieurs mois à l'état latent et se développant d'une façon foudroyante dès que les circonstances favorables d'humidité et de chaleur venaient à se produire. Nous étions donc bien en face d'un nouvel et dangereux ennemi de la vigne, connu déjà dans d'autres vignobles sous le nom de *Peronospora vitis* (vulgairement Mildiou) et il devenait urgent de rechercher sur l'heure les moyens, sinon de le faire disparaître, du moins de l'empêcher de faire dans nos contrées un retour si offensif.

« Le Bureau de votre Société s'émut, Messieurs, et dès le printemps de 1885, notre honorable président, M. Jules Ricaud, traitait à la réunion générale du 17 mai la grave question du Peronospora ou Mildiou. M. Ricaud terminait son intéressante notice par l'énumération de différentes substances offrant quelques chances de succès dans la lutte à entreprendre. Il signalait particulièrement le sulfate de cuivre à faible dose, dont l'efficacité venait d'être révélée par les échalas imprégnés de ce sel. Enfin il faisait un appel chaleureux à la bonne volonté et à l'expérience de chacun de vous pour arriver à la découverte d'un moyen à la fois sûr, pratique et économique de combattre le Mildiou.

« Cet appel n'a pas été vain. De tous côtés on s'est mis à l'œuvre : viticulteurs et mécaniciens ont rivalisé de zèle ; procédés et instruments d'application ont surgi de toute part et votre bureau n'a eu que l'embarras du choix.

« Pour l'honneur de votre Société, Messieurs, et aussi pour celui de cette région tout entière, il s'est trouvé parmi vous des chercheurs, des expérimentateurs intelligents et infatigables dont les succès laissent bien loin derrière eux les résultats jusqu'à présent obtenus en d'autres pays.

« Il restait à constater ces succès et à leur donner une sorte de consécration publique. C'est ce que vous avez voulu faire en ouvrant un concours et en nommant une Commission ou jury d'appréciation dont le verdict serait votre guide définitif.

« Cette Commission a fonctionné les 24, 25 et 26 septembre dernier et s'est transportée successivement à Gigny, Chorey, Buisson, Savigny, Levernois, Bligny-sous-Beaune, Beaune, Pommard et Nantoux.

« Partout elle a constaté des efforts louables et sur beaucoup de points des résultats très sérieux et absolument concluants. Immédiatement elle a reconnu la délicatesse et la difficulté de sa tâche, tant étaient grands les mérites de certains concurrents. Mais elle a accompli son œuvre dans un but unique : vous être utile en particulier et rendre service à la viticulture en général.

« Ses décisions ont été prises à l'unanimité de ses membres. Je ne suis donc ici que l'humble instrument désigné par elle pour entrer en rapport avec vous et vous faire part du résultat de ses investigations.

« Avant de commencer ce compte-rendu, la Commission croit de son devoir d'adresser de vifs remerciements à M. Latour, secrétaire général de la Société, qui a bien voulu, à plusieurs reprises, accompagner vos délégués dans leurs excursions.

« Dans ses déplacements, votre Commission a pu se rendre compte que le mildiou n'a pas sévi partout avec une égale intensité. Tels climats étaient complètement anéantis et ressemblaient à un vrai désert, tandis que d'autres se trouvaient encore relativement verts et d'apparence passable ; certaines régions même, en raison de leur élévation, semblaient presque indemnes.

« Les dangers courus n'étant donc pas égaux, les mérites des lutteurs n'ont pu être établis sur le même pied, et, tout d'abord, la Commission a dû faire deux grandes catégories de climats :

« 1° Climats de plaine et de bas-fonds, exposés à l'humidité, par suite très sujets aux atteintes du Mildiou ; 2° climats en côte et plateaux élevés, peu ou point humides et par là moins accessibles aux mêmes ravages.

« Dans ces deux catégories de terrains, la Commission a noté particulièrement les excellents résultats obtenus par neuf sociétaires pour lesquels, en tenant compte des conditions climatériques des vignes et des succès de chacun, nous vous proposons le classement suivant à mérite égal :

« Au premier rang MM. Bretin de Chorey, Gauthey-Coulnot et Hudelot-Gerbeau de Beaune, et Germain de Nantoux.

« Ensuite MM. Louis Podechard et Drouhin de Gigny, Madon de Chorey, Plait-Lioret de Savigny, et Courtois de Bligny.

« Voyons maintenant ce qu'ont fait ces messieurs.

« La Commission a commencé ses opérations par le hameau de Gigny, dans la propriété de Louis Podechard.

« M. Podechard a été, dans nos contrées, l'un des premiers sur la brèche dans la lutte entreprise contre le Mildiou. L'un des premiers aussi, il est parvenu à enrayer le fléau par un moyen sortant de l'ordinaire, et vos délégués lui devaient cette marque de déférence, cette visite de début.

« M. Podechard nous a conduits dans deux parcelles de vignes lui appartenant et traitées à l'aide de sa poudre. Ces vignes sont d'un bel aspect, quoique malmenées encore par le Mildiou.

« Des lignes où M. Podechard a crû devoir ajouter à son traitement une natte continue en paille sulfatée, sont beaucoup plus vertes et mieux conservées que les autres parties de la vigne.

« Une classification spéciale eût peut-être été nécessaire pour M. Podechard qui se distingue complètement des autres concurrents par la méthode employée. Mais la Commission a cru devoir se renfermer rigoureusement dans son rôle en se bornant à apprécier les résultats qui lui sont soumis. Toutefois rendant justice aux efforts incessants, aux recherches intelligentes et laborieuses de M. L. Podechard, elle verrait avec satisfaction notre Conseil d'administration prendre l'initiative d'une récompense spéciale attribuée à notre collègue.

« A Chorey, seconde commune visitée, lieu dit : *Champ Vernet*, contrès basse et humide où le Mildiou règne en maître, M. Bretin possède une parcelle de vigne de cinq ouvrées sur laquelle il a pratiqué trois traitements ; le premier à la poudre Podechard, fin juillet, et deux autres au sulfate de cuivre à la dose de 3 0/0 les 1ᵉʳ et 14 août. De plus, l'accolement de la vigne a été fait à la paille sulfatée à 12 0/0.

« Il s'agit là d'une multiplicité de traitements, dira-t-on peut-être. C'est vrai ; mais aussi le résultat est surprenant et ne permet plus de douter. La persévérance opiniâtre de M. Bretin a eu sa récompense : il a réussi complètement là où il semblait impossible de vaincre. On peut donc se garantir du mal n'importe où, puisque, en plein foyer du Mildiou, au milieu de vignes brûlées et pour ainsi dire dépourvues de feuilles, M. Bretin nous présente une parcelle au feuillage vert et très bien conservé.

« Au même lieu de *Champ-Vernet* et joignant la parcelle de M. Bretin, une autre vigne appartenant à M. Madon a reçu aussi un traitement à la poudre Podechard, mais un seul ensuite au sulfate de cuivre. L'accolement a eu lieu encore à la paille sulfatée à 10 0/0.

« Le résultat obtenu très sensible certainement, est néanmoins bien inférieur au précédent, ce qui justifie pour ces climats les traitements réitérés de M. Bretin.

« Ailleurs du reste, aux lieux dits : *Les Rêpes* et *Le Canard*, contrées un peu moins exposées aux ravages du Mildiou, après l'emploi de la poudre Podechard, M. Bretin n'a pratiqué qu'un seul traitement au sulfate de cuivre dans les premiers jours du mois d'août, et le résultat est aussi complet.

« M. Madon a mieux réussi *En Moutot* où son traitement au sulfate de cuivre à la dose de 3 0/0 a donné un résultat bien satisfaisant.

« Le jury adresse à ces Messieurs, à M. Bretin particulièrement, pour ses succès si marqués, de vives félicitations. Toutefois, il est regrettable que MM. Bretin et Madon aient employé à la fois et la poudre Podechard et le sulfate de cuivre sans localiser chaque traitement dans une partie spéciale de leurs vignes. L'opinion de la Commission en faveur de l'un ou de l'autre des moyens employés, eût été plus sûre et surtout plus facile à émettre.

« Cependant en rapprochant le fait déjà observé chez M. Podechard d'une réussite plus complète pour ses lignes protégées par une natte en paille sulfatée, la Commission incline dès à présent à penser que le sulfate de cuivre seul aurait eu une action plus efficace contre le Mildiou.

« D'autres preuves viendront du reste à l'appui de cette opinion.

« Toujours sur le territoire de Chorey, lieudit *Aux Beaumonts*, M. Gauthey-Coulnot, de Beaune, possède une vigne d'environ quatre ouvrées à laquelle il n'a donné qu'un seul traitement au sulfate de cuivre, à la dose de 4 0/0, le 1ᵉʳ juillet. Résultat complet, récolte splendide, maturité parfaite et bien soutenue.

» Les vignes voisines, très maltraitées par la maladie, ont une récolte bien inférieure comme degré de maturité.

« M. Gauthey emploie pour l'accolage la paille de seigle sulfatée, mais en ayant soin de lui laisser ses épis. Ceux-ci retiennent une plus grande quantité de sulfate et exercent sur la vigne une influence plus active et de plus longue durée.

« *Sur les Levées* (Beaune), deux autres vignes ont été traitées de la même façon, l'une le 2 juillet, l'autre le 2 août. La première est bien supérieure à la seconde, ce qui démontre que le traitement doit être préventif.

« La Commission a constaté un résultat complet encore pour M. Hudelot-Gerbault, lieudit *Au Paule*, finage de Gigny, et *En Chardonnereux*, sur Beaune.

« Le traitement consiste toujours dans l'emploi de sulfate de cuivre seul, en dissolution dans l'eau et l'accolement à la paille sulfatée.

« Le feuillage des vignes de M. Hudelot est très vert et totalement conservé, tandis que les environs sont dévastés.

« Tous nos compliments à MM. Gauthey et Hudelot.

« Sur le plateau élevé de *Chenôve*, territoire de Savigny, la Commission a visité l'importante propriété de M. Maldant-Villiard, culture dirigée par M· Plait-Lioret.

« Trois cent cinquante ouvrées de vignes, en une seule pièce, ont été entièrement traitées au sulfate de cuivre, à la dose de 5 à 6 p. 1,000, et attachées à la paille sulfatée à 12 0/0.

« Le traitement qui a eu lieu fin juillet a donné un résultat on ne peut plus satisfaisant et absolument soutenu, presque point de traces de Mildiou ; feuillage splendide, récolte abondante et superbe.

« Nous avouons franchement qu'à la vue d'un tel résultat, il a fallu que la commission fît .un grand effort d'impartialité pour classer M. Plait au second rang. Mais elle le dit hautement : la conservation dans un si bel état d'un vignoble aussi important, fait le plus grand honneur à M. Maldant et à son chef vigneron, M. Plait-Lioret.

« Il est vrai que nous nous trouvons ici dans un climat privilégié par son altitude. Cependant, en face de nous, au levant de la pièce de M. Maldant, nous apercevons un coteau gravement endommagé.

« A Nantoux, nous constatons encore le succès complet de M. Germain, Félix.

« Lieudit *Derrière Bouilland*, trois ouvrées, et *En Roussot*, neuf ouvrées, climats en côte, cependant, mais absolument envahis par le fléau, M. Germain a pratiqué deux traitements au sulfate de cuivre à la dose de 4 p. 1,000, une première fois fin juillet et une seconde fois fin août. Les vignes sont attachées à la paille sulfatée à 14 0/0.

« Dans un climat plus élevé, lieudit *En Marlot*, un seul traitement à la paille sulfatée pour accolement ont suffi Le feuillage est très net dans les vignes de M. Germain, tandis que les voisines ont rudement souffert. Ici encore, quelle différence dans l'aspect de la récolte !

« A Bligny-sous-Beaune, Lieudit *La Cria*, M. Courtois a obtenu un très bon résultat par un seul traitement au sulfate de cuivre additionné d'un peu de chaux, et la paille sulfatée.

« L'aspect général de sa vigne est assez vert, bien que nombre de feuilles se ressentent cependant des attaques du Mildiou.

« Enfin, sur Beaune, au lieudit *Les Arcs Cautin*, la Commission a encore visité une vigne de dix ouvrées, appartenant à M. Drouhin, de Gigny. Cette vigne a reçu deux traitements successifs au sulfate de cuivre, à la dose de 1 0/0, dans la première quinzaine d'août. Comme généralement, l'accolement a eu lieu à la paille sulfatée.

« Assez bon résultat, quelques feuilles desséchées cependant.

« Au cours de ses excursions, un membre de la commission a fait à celle-ci l'honneur de la conduire dans deux des propriétés de M. Antonin Bouchard, lieudits *Les Theurons* et *Les Grèves*, en tout trente-huit ouvrées, et là vos délégués se sont trouvés en présence de vignes d'une végétation luxuriante, au feuillage complètement indemne.

« Beaucoup d'entre vous connaissent et ont entendu parler des moyens de combat employés par M. Bouchard ; mais le redire ici ne nous a pas semblé superflu, ne serait-ce que pour mieux établir qu'il n'y a plus de doute possible sur l'efficacité du sulfate de cuivre M. Bouchard l'a employé à faible dose, 3 p. 1,000 fin juillet, et ses vignes sont attachées à la paille sulfatée à 12 0/0 et non rognée. Ce dernier moyen nous paraît excellent. Ces brins de paille, flottant à travers le feuillage des ceps de vigne, y remplissent un rôle protecteur et renouvellent, pour ainsi dire à chaque instant, le traitement préventif ; ils nous rappellent la paille d'avoine, recommandée par M. Latour, dans un travail intitulé : *Toujours le Mildiou*, publié par la *Vigne Américaine* en mai dernier, travail que nous serions heureux de trouver dans nos publications, car nous avons aujourd'hui la confirmation des observations signalées.

« La culture des deux pièces de vignes dont nous venons de parler est dirigée par MM. Broichot et Boussey.

« Chemin faisant, la Commission a fait l'agréable rencontre de

M. Lyoen, directeur de l'Ecole de Viticulture de Beaune. M. Lyoen nous a offert de visiter une propriété dépendant de ladite Ecole, et sise lieudit *Aux Cras*. Nous avons profité de cette offre, et là aussi nous avons pu constater les heureux effets du sulfate de cuivre. La vigne présentée par M. Lyoen a un très bel aspect.

« Un peu plus loin, lieudit *Les Grèves*, une vigne de douze ouvrées, appartenant à Mme Marey-Monge, et cultivée par M. Trapet, est assez bien conservée et relativement verte, par le seul fait de la paille sulfatée employée pour l'accolement.

« Nous donnerons aussi une mention spéciale à deux parcelles de vignes sises le long du chemin de l'Aigue et appartenant à MM. Belin et Broichot. Traitées au sulfate de cuivre à la dose de 3 p. 1,000, elles viennent ajouter à toutes celles déjà citées pour attester, par leur aspect, notre victoire dans la résistance au Mildiou.

« Enfin, terminant par où ils auraient dû commencer, vos délégués se sont présentés chez M. Jules Ricaud. Notre honorable président était absent, et la visite de son clos n'a pas rapporté à votre commission tout le fruit qu'elle espérait en retirer.

« Néanmoins, voici les renseignements que M. Ricaud a bien voulu nous faire parvenir récemment :

« Tout le clos visité a été accolé à la paille sulfatée à 15 0/0. Quelques rangs du cépage blanc, dit *Aligoté*, ayant été atteints du mildiou à la fin de juin, ont reçu à cette date une dissolution de sulfate de cuivre à 3 p. 1,000 ; dès ce moment, le mal a été enrayé dans cette partie.

« Le *Gamay* et le *Pineau* n'ont montré des traces du parasite cryptogamique que vers le milieu de juillet. Le 23 dudit mois, un carré d'un hectare environ a été aspergé au moyen de la dissolution cuivrée à 4 p. 1,000 et d'un seul côté des rangs.

« Dans toutes les autres parties du clos, il a été fait usage de divers mélanges :

« 1° Un kilog sulfate et un litre d'ammoniaque par hectolitre d'eau ; 2° deux kilog. sulfate et un kilog de chaux ; 3° trois kilog. sulfate et cinq kilog. chaux.

« Ces préparations n'ont pas donné un résultat aussi complet que la simple dissolution, bien qu'elles aient été appliquées de chaque côté des rangs de vigne ; il est vrai que l'emploi n'en a été fait que du 11 au 14 août, alors que l'invasion cryptogamique avait déjà pris un certain développement qui, du reste, a été arrêté.

« Aucun de ces différents traitements n'a été appliqué plus d'une fois.

« Dans une journée, un ouvrier muni d'un bon pulvérisateur, faisait le traitement d'un hectare environ, en employant de sept à huit cents litres de dissolution cuivreuse, soit environ 33 litres par ouvrée.

« A cela, nous ajouterons que ce clos, dont vous connaissez l'étendue, est splendide de végétation, et d'un haut intérêt à visiter.

« Comme M. Bouchard, M. Ricaud s'est ri du Mildiou et a complètement défié le fléau.

« Il nous reste à exprimer un regret, c'est que la modestie de ces deux Messieurs, n'ait pu être vaincue par votre bureau, et qu'ils aient refusé de prendre part au concours ouvert par la *Société Vigneronne*. Inutile d'indiquer le rang qu'ils y auraient obtenu.

Conclusions.

« Pour résumer en quelques lignes et au point de vue pratique le résultat de ses visites et de ses observations, votre commission exprime l'opinion aujourd'hui incontestée .

« 1° Que l'accolage à la paille sulfatée doit entrer dans les conditions générales de la culture de la vigne ;

« 2° Que l'emploi du sulfate de cuivre dissous dans l'eau (sans mélange

70

d'autres substances), est le moyen le plus sûr et le moins coûteux pour combattre le Mildiou.

» 3° Que suivant que les vignes sont dans des climats plus humides, il y a lieu de répéter les traitements dont le premier doit se faire, à titre préventif, du 20 juin au 10 juillet en moyenne.

Classement des récompenses attribuées par le jury.

PREMIÈRE CATÉGORIE

« MM. BRETIN-BARD, de Chorey.
GAUTHEY-COULNOT, de Beaune.
HUDELOT-GERBEAUT, de Beaune.
GERMAIN, Félix, de Nantoux.

DEUXIÈME CATÉGORIE.

MM. PODECHARD, Louis, de Gigny,
PLAIT-LIORET. de Savigny.
DROUHIN fils, de Gigny.
MADON-BRETIN, de Chorey.
COURTIOS-TRUCHOT, de Bligny.

« Souhaitons, Messieurs, qu'à votre victoire sur le mildiou, il en soit bientôt ajoutée une autre non moins décisive sur le phylloxera.

« Réunissez vos efforts, continuez vos expériences pour conserver à la Bourgogne ses côtes précieuses et sa renommée universelle. Vous maintiendrez par là votre propre réputation et garderez à notre cher pays ce nom significatif de Côte-d'Or. »

Au Bulletin du mois de décembre 1886, le secrétaire général du Comité, M. Serre, s'exprime ainsi, à propos de la construction d'un aréomètre imaginé par M. A. Montoy, pour doser les dissolutions de sulfate de cuivre :

« M. Montoy, justement préoccupé de la difficulté matérielle d'apprécier la teneur en sulfate de cuivre des dissolutions employées au traitement du Mildew, a songé à la construction d'un aréomètre, ou pèse-sel, à grandes divisions, faciles à lire, et donnant, par une simple lecture, le tant pour cent de sulfate de cuivre renfermé dans la solution.

« Il s'est adressé, à Paris, à la maison Alvergniat frères, rue de la Sorbonne, qui, sur sa demande et ses indications, a construit deux instruments à divisions décimales, indiquant le pour cent, par hectolitre d'eau, du sulfate de cuivre dissous.

« Ces instruments d'une forme réduite sont divisés, le premier de 0 à 12, le deuxième de 12 à 24. Les divisions étant assez espacées, il est facile de lire sur l'échelle, les fractions d'unité, par exemple de 0 kil. à 1 kil., ce qui est notre cas pour la solution faible comprise entre 0 et 1 kil pour cent.

« Le prix de l'instrument est de 3 fr. 50.

« L'idée est bonne, et cet appareil paraît devoir rendre des services à la viticulture pour sa défense contre le Mildew. »

Je crois utile de résumer ici quelques témoignages étrangers à l'arrondissement de Beaune qui viennent à l'appui de la doctrine que je soutiens en ce moment. Ils sont nombreux et ils proviennent de personnes autorisées et très compétentes en la matière.

L'opinion de ces personnes est précieuse à recueillir parce qu'elle est basée sur des faits, sur des expériences particulières qui serviront d'enseignement et guideront pour les recherches futures. — Je me contenterai de parler brièvement des résultats que j'ai connus par la voie de la presse.

En 1885, M. Coutagne, propriétaire-viticulteur dans les Bouches-du-Rhône, dit dans une lettre à M. Pulliat, lettre qui a été insérée dans la *Vigne américaine*, qu'il a employé avec succès le sulfate cuivre seul à la dose de 5 0/0.

M. A. Perrey, en novembre de la même année, signale dans la *Vigne française* les expériences qu'il a entreprises avec une dissolution à 5 0/0 pendant l'été de 1885.

Les essais ont commencé à la fin de juillet.

Ils se sont montrés d'une efficacité complète. Avant la pluie, il a remarqué que les progrès du Mildew se faisaient aussi bien sur les vignes traitées que sur celles qui ne l'étaient pas ; et, après la pluie, il vit que le Mildew cessait son invasion ; donc la pluie est pour lui un complément de traitement par la diffusion du sulfate de cuivre retenu en plaques plus ou moins étendues sur les feuilles.

Dans le même numéro du journal, M. Müntz publie le texte d'une communication récente qu'il a faite à l'Académie des Sciences et dans laquelle il préconise l'emploi du sulfate de cuivre seul. Parmi les expériences qu'il a faites en Dordogne et en Gironde, il a pu répandre, à titre d'essai, sans danger, une dissolution à 10 0/0, au mois de juillet. Les ceps ont bien conservé leurs feuilles jusqu'à la fin de la végétation et formaient comme des oasis de verdure au milieu de plantations entièrement dépouillées. Les raisins ont parfaitement mûri, tandis que ceux des vignes non traitées n'ont pu atteindre une maturité complète. Il ajoute qu'à 10 et 15 0/0, il a vu se produire sur les feuilles des taches rousses de brûlure, mais qui ont disparu, au bout de quelques jours, sans laisser de traces.

L'analyse du vin obtenu avec des moûts de ceps traités n'a pas révélé de traces de cuivre appréciables.

A Nuits et au Jardin de l'Ecole normale d'instituteurs de Dijon, M. Magnien, a fait des recherches, avec toutes sortes de substances, pendant l'année 1885 ; il déclare, dans son rapport au ministre de l'agriculture que la plus efficace contre le Mildew s'est trouvée être la dissolution de sulfate de cuivre à la dose à 3 et 500 grammes par hectolitre, quand on a fait un accolage préalable avec de la paille trempée.

En 1886, M. Pulliat, dans sa chronique d'août à la *Vigne américaine*, parle des expériences du Beaujolais. Dans cette province, le sulfatage a eu lieu le 5 juillet ; l'invasion mildiousique a été arrêtée par ce mode de traitement.

Les procédés qui semblent avoir le mieux réussi sont la dissolution de M. Antonin Bouchard et le procédé Audoynaud.

Dans tout le Beaujolais, dit M. Pulliat, le sulfate seul, à doses diverses, a enrayé sensiblement le mal.

En septembre, dans sa chronique, il constate encore que les vignes sulfatées sont plus vertes que les autres, ont moins perdu leurs feuilles et en ont conservé suffisamment pour une bonne maturation du raisin.

Il y a une grande différence de résistance entre les vignes jeunes et les vieilles : celles-ci ont le plus souffert de la maladie. Les vignes en coupe ou en chaintres à sarments traînants ont été le plus éprouvées.

En octobre, le savant professeur rappelle que les doses de sulfate employées ont varié de 300 grammes à 10 kil. par hectolitre. Il recommande de ne pas mettre des doses excessives de sulfate, car ce n'est pas nécessaire pour la réussite.

M. Rivière, le professeur départemental de Seine-et-Oise, a expérimenté trois modes de traitements qui lui ont bien réussi : le premier a été fait avant l'épanouissement des fleurs (sous la région de Paris) ; le deuxième à la mi-juillet ; et le troisième, qui était nécessaire, dans la première quinzaine d'août.

Un ingénieur, ancien président de la Société de viticulture de Lyon, M. Vautier, a fait des traitements à la bouillie bordelaise, à l'eau céleste et au procédé Ant. Bouchard.

Il n'a pas trouvé de différence entre les traitements.

Il conclut donc que le procédé bourguignon à 300 grammes doit être préféré puisqu'il coûte le moins cher, et est le plus facile à appliquer.

Il ressort clairement de ses expériences que l'addition de chaux ou d'ammoniaque n'a pas eu une plus grande efficacité que le sulfate seul.

Un autre lyonnais, M. Marnas, grand industriel et chimiste à Lyon, a arrêté court l'invasion du Mildiou dans ses vignes en répandant une dose de sulfate, en dissolution, à 1 1/2 0/0.

Il dit que l'opinion qui consiste à croire que le sulfate est entraîné par les pluies est peu exacte, car il a fait une expérience qui lui paraît concluante à cet égard : une vigne a été pulvérisée à 2 0/0, le matin, avant 7 heures ; à midi, toutes les gouttelettes étaient déjà sèches. Le soir à 3 heures, une pluie orageuse, très abondante et très battante est tombée et a duré une heure et demie ; malgré ce lavage, en analysant les feuilles on a trouvé des quantités relativement considérables de cuivre.

Pendant la même campagne, le docteur Patrigeon, de l'Indre, a exécuté des expériences comparatives avec tous les traitements proposés.

Il pratique, l'hiver, un badigeonnage soigné de la souche à 10 0/0 de sulfate de cuivre. Cette précaution n'a pas empêché l'invasion du Mildew.

Un sulfatage avec 1/2 0/0 au pulvérisateur lui a donné un succès très manifeste : les pieds ont végété normalement, les raisins sont arrivés à maturité parfaitement.

A 1 0/0 il a constaté des brûlures sur une treille, le long d'un mur ; cela n'est peut-être pas étonnant, car, dans cette situation, les feuilles s'échauffent facilement. Malgré tout, elles n'ont point souffert sensiblement.

La bouillie, selon le même expérimentateur, a eu des succès tantôt complets, tantôt incomplets, mais réels.

Il pense que le sulfatage et la bouillie sont susceptibles de donner de bons résultats quand ils sont appliqués deux fois.

En Lot-et-Garonne, M. Merle, de Massonneau, s'est servi d'une dissolution à 5 0/0 : il a brûlé ses feuilles. Il a aussi employé 2 1/2 0/0, mais sans aucun danger.

A Labergement-les-Seurre (Côte-d'Or), un ingénieur, M. Mathieu a fait en 1886, des expériences comparatives avec les liens, les échalas, la bouillie et le sulfate. Il a constaté qu'on peut supprimer la chaux dans les traitements à base de sulfate de cuivre, et il a observé que, une dose de 2 0/0 de sulfate a produit les mêmes effets qu'un mélange de 4 0/0 de sulfate et 4 0/0 de chaux. Il a cherché à détruire le Mildew sur le sol par aspersion du sulfate seul à la dose de 2 0/0 à 4 0/0 avec un arrosoir. C'est l'année prochaine seulement qu'il sera fixé sur l'efficacité de ce procédé.

Dans tous les cas, il a remarqué que le sulfate de cuivre répandu sur le sol empêchait aux chardons, seneçons et autres mauvaises herbes des vignes de croître dans l'intervalle des ceps.

Il fit d'autres expériences curieuses pour voir quelle dose pouvait avoir une action corrosive capable de brûler les feuilles. Dans ce but, il plongea, en août, par une chaleur de 28 à 29° des feuilles de différents ceps prises à différentes époques de végétation dans des bains de sulfate à 2, 3, 4, 5, 6 0/0. Il n'observa pas de brûlures sur les feuilles adultes et les pousses tendres complètement formées. Il pense qu'à la dose de 2 à 4 0/0, on arrive à flétrir les jeunes pousses encore tendres et non complètement développées. Il estime donc qu'il ne faut pas dépasser 4 0/0.

74

A Couches-les-Mines, dans l'arrière-côte, il a eu d'excellents résultats en appliquant 3 traitements aux doses suivantes :

1er traitement, en mai   à 3 0/0.
2e   id.   en juin   à 4 et 5 0/0.
3o   id.   juillet-août à 6 0/0.

Au Congrès insectolog.que et cryptogamique de Dijon, en juin 1886, M. Magnien, professeur départemental de la Côte-d'Or, exprime cette idée qu'à doses réduites le sulfate donne toujours de bons résultats sans porter atteintes aux feuilles. Il y a lieu, d'après lui, de ne pas employer de doses dépassant 500 grammes ou 1 kil. par hectolitre d'eau.

On sait, de plus, qu'à ces doses on est dans la certitude complète de ne pas trouver de traces de cuivre appréciables dans les vins.

M. Pulliat, dans sa chronique de mars 1887 à la *Vigne américaine,* donne un compte-rendu de la réunion de la section de viticulture de la Société des agriculteurs de France, section qui devait faire un rapport sur le mérite des concurrents aux récompenses proposées par cette Société pour les meilleurs procédés employés contre le Mildew.

M. Prillieux, qui était le rapporteur de la section de viticulture, a résumé l'état actuel de la question dans une note très écoutée et très applaudie où il a fait ressortir les avantages et les inconvénients des différents procédés actuellement connus.

Sa conclusion a été celle-ci, c'est qu'après une seule année d'expériences, il était difficile de se prononcer définitivement sur la valeur relative des divers procédés. Le savant inspecteur général de l'Enseignement agricole, pressé par l'assemblée de se prononcer, a mis sur le même rang la bouillie bordelaise et le procédé bourguignon. Une médaille d'or a été attribuée à chacun de ces deux procédés.

M. Pulliat termine sa chronique en disant que, personnellement, il a employé, comparativement, dans le Beaujolais, la bouillie bordelaise, le procédé Audoynaud et le système bourguignon à 3 et 500 grammes de sulfate par hectolitre d'eau.

Ces trois procédés lui ont donné des résultats très satisfaisants. Il n'a pas remarqué que, comme on l'a dit quelquefois, l'action du sulfate seul fût moins persistante que celle de l'eau céleste.

En mars dernier (1887) M. Foëx, dans les réunions viticoles de Montpellier, a signalé aussi les bons effets obtenus dans le Beaujolais par un grand nombre de viticulteurs avec une dissolution à 3 pour mille.

Enfin, je terminerai cet exposé bien incomplet des témoignages étrangers en faveur de la simple dissolution cuivreuse par l'opinion d'un homme, qui, tout en reconnaissant l'efficacité du procédé bourguignon, croit devoir lui trouver quelques inconvénients plus désagréables que ceux qui existent pour la bouillie.

En consultant la récente brochure de M. Millardet intitulée : *Nouvelles recherches sur le développement et le traitement du Mildiou et de l'Anthracnose*, nous la trouvons pleine d'enseignements précieux qui militent en faveur de l'application des dissolutions simples de sulfate de cuivre.

Je n'en détacherai que les passages les plus intéressants qui ont trait à l'appréciation du procédé bourguignon comparativement à la bouillie et à l'eau céleste.

Je dois dire tout d'abord que M. Millardet a établi des champs d'expériences viticoles pour faire des recherches contre le Mildew à Dauzac et à Beaucaillou (Gironde). Il a partagé, les vignobles à mettre en expériences, en 15 parcelles, y compris une parcelle témoin, sur chacune desquelles il a employé un procédé différent, soit avec des matières liquides et semi-liquides, soit avec des matières pulvérulentes.

Voici le détail des expériences faites pour les principales matières liquides :

0. Témoin, sans traitement.
1. Bouillie bordelaise faite avec de la chaux grasse de très bonne qualité (formule Millardet et David).
2. La même faite avec de la chaux maigre ; même formule.
3. Bouillie bordelaise avec de la chaux grasse et addition de colle forte. (1 kil. pour 100 litres de bouillie).
4. Eau céleste (formule Audoynaud : (1 kil. sulfate et 1 litre d'ammoniaque à 22° pour 100 litres d'eau).
4 bis. Formule Gayon (1 kil. sulfate et 2 litres d'ammoniaque à 22° pour 100 litres d'eau).
5. Solution de sulfate de cuivre à 1/2 0/0.
6. La même à 1 0/0.
7. La même à 2 0/0.
8. La même à 3 0/0.
9. La même à 4 0/0.

Le tableau suivant donne les résultats obtenus à Dauzac (vignobles plantés en *Malbec*).

Je laisse à dessein de côté la bouillie bordelaise à la chaux maigre ou additionnée de colle, car pour M. Millardet ces deux sortes de bouillie se sont montrées inférieures à celle confectionnée avec de la chaux grasse.

N° d'ordre des traitements	NOMBRE D'APPLICATIONS du traitement	DATES DES APPLICATIONS du traitement	EFFETS DU TRAITEMENT Coefficients donnés, maximum 10				
			3 août MILLARDET	28 août MILLARDET	19 sept. DAVID	20 sept. GAYON	14 octob. DAVID
0 témoin	0		5	2	0	0.5	0
1	3	5 et 27 juillet—30 août	8	8.5	10	9	2
4	2	9 juillet et 4 août	8.5	6	3	3	3
4 bis	2	Id.	8.5	5.5	3	3	3
5 (1/2 0/0)	2	Id.	7.5	5.5	6	4	3
6 (1 0/0)	2	Id.	7.5	5	4	3.5	4
7 (2 0/0)	2	Id.	7.5	5	4	3.5	4
8 (3 0/0)	2	Id.	8	5	5	3.5	5
9 (4 0/0)	2	Id.	8	5	4	3.5	4

Dans la discussion de ce tableau, on ne peut évidemment tirer des règles absolues et définitives, parce qu'on est en présence d'un cas isolé, d'observations particulières, mais il est certainement intéressant d'appeler l'attention sur les résultats obtenus.

Ce premier tableau montre que la bouillie bordelaise a été constamment supérieure aux autres modes de traitements par l'eau céleste et les dissolutions sulfatées, mais à la condition d'appliquer trois traitements à la bouillie et deux avec les deux autres procédés.

. Il fait voir encore que les deux formules de l'eau céleste se sont montrées manifestement inférieures aux dissolutions simples de sulfate après le 28 août, c'est-à-dire 24 jours après le deuxième traitement, et quand ce traitement a eu produit la plus grande partie de son effet.

En ce qui concerne les simples dissolutions cuivreuses, on voit que le 3 août, soit presqu'un mois après le premier traitement, la dissolution à 1/2 0/0 était inférieure à celles à 3 et 4 0/0 ; ce qui laisserait supposer, étant donnée la date du 9 juillet à laquelle a eu lieu ce premier traitement, qu'il ne faut pas employer de faibles doses quand l'invasion existe déjà.

Le 28 août, c'est-à-dire 24 jours après le deuxième traitement, toutes les parcelles traitées avec des dissolutions de sulfate à doses variables ont obtenu le même coefficient. A cette époque, donc, elles avaient produit les mêmes résultats et les petites doses avaient regagné le terrain perdu.

Le 19 septembre, la dose à 1/2 0/0 s'affirme nettement supérieure aux autres plus élevées.

Le 20 septembre, de même ; mais les quatre dernières qui se suivent de près comme efficacité ont presque rattrapé le chemin qu'elles avaient perdu, et leurs parcelles sont très peu inférieures à la parcelle à 1/2 0/0.

Enfin, le 14 octobre, quelque temps après les vendanges, cette dernière parcelle redevient notablement inférieure, et le plus grand coefficient est donné à la parcelle à 3 0/0.

En résumé, de cette étude, qui, je le répète, n'est faite qu'à titre de curiosité puisqu'elle n'est basée que sur un fait isolé, il résulte que la dissolution à 1/2 0/0 employée deux fois, le 9 juillet et le 4 août, a été supérieure aux dissolutions plus élevées jusqu'au 20 septembre, c'est-à-dire au moment des vendanges ; mais que peu après cette époque, elle s'est montrée rapidement inférieure.

D'où cette conclusion toute naturelle que la dose de 1/2 0/0 suffit pour amener la récolte à maturité, et que pour retarder la chute des feuilles et donner un bon aoûtement au bois, il peut être bon de faire, certaines années, après les vendanges, un troisième traitement à doses égales ou supérieures aux deux premiers.

Le deuxième tableau donne les résultats des champs d'expériences de Beaucaillou, Bécamil et pièce du Cuvier (cépage : cabernet franc) :

N° d'ordre des traitements	NOMBRE des APPLICATIONS du traitement		DATES des applications du traitement	M. DAVID 18 sept.	M. GAYON 25 sept.		M. MILLARDET 25 sept.		M. DAVID 18 oct.
	Minimum	Maximum		NOMBRE maximum d'applications	NOMBRE minimum d'applications	NOMBRE maximum d'applications	NOMBRE minimum d'applications	NOMBRE maximum d'applications	NOMBRE maximum d'applications
0 témoins	0	0		5	1	1	0.5	0.5	0
1	1	3	10 juillet — 9 et 20 août	9	8.5	10	8.5	10	8
4		1	10 juillet	5		5		5	1
4 bis		1	Id.	4		5		5.5	4
5		1	Id.	6		5		5	2
6		1	Id.	5		5		5	2
7		1	Id.	5		7		6.5	5
8		1	Id.	5		8		8	5
9		1	Id.	5		7		7	5

Ce deuxième tableau indique encore que la bouillie bordelaise a été, en général, plus efficace que les dissolutions de sulfate de cuivre et l'eau céleste. Mais il faut remarquer encore que c'est grâce à trois applications, alors que les deux derniers procédés n'en ont eu qu'une seule.

Les dissolutions simples de sulfate de cuivre ont été de plus notablement supérieures à l'eau céleste.

Le 18 septembre, après les trois traitements donnés à la bouillie le 10 juillet, le 9 et le 20 août, la bouillie reçoit un coefficient 9, alors que la dissolution à 1 0/0 obtient 6.

Ce qui veut dire évidemment que, même avec ses trois traitements, la bouillie bordelaise n'a pas produit non-seulement trois fois plus d'effet, ce qui pourrait du reste arriver en cas de supériorité, mais seulement le double d'effet.

A cette même date 18 septembre, c'est-à-dire 63 jours après le traitement unique du 10 juillet, les doses de 1, 2, 3 et 4 0/0 ont eu le coefficient 5, tandis que la dose 1/2 0/0 a eu le coefficient 6.

C'est donc qu'alors la parcelle traitée à 1/2 0/0 avait perdu 4/10 de ses feuilles, alors que les quatre autres parcelles en avaient perdu 5/10.

Le 25 septembre, c'est-à-dire après les vendanges du bordelais, les traitements de 1/2 et de 1 0/0 deviennent très inférieurs, car ils n'obtiennent que 5 chacun, alors que les trois autres ont respectivement 7, 8 et 7.

A cette date, le traitement à 3 0/0 tenait le premier rang pour la conservation des feuilles.

Enfin, le 18 octobre, les deux parcelles traitées respectivement à 1/2 et à 1 0/0 sont tout à fait inférieures : on ne leur marque que 2, tandis que les trois dernières obtiennent 5.

Les conclusions à tirer des faits obtenus avec le cépage dit Cabernet franc seraient à peu les mêmes que celles que j'ai posées pour le Malbec, cépage bien plus éprouvé que le précédent.

M. Millardet dit qu'il n'a pas fait traiter plus d'une fois les parcelles à l'eau céleste et au sulfate de cuivre seul à cause des brûlures produites le 10 juillet, lors du premier traitement.

L'expérimentateur n'ajoute pas si ces brûlures ont disparu dans la suite; quoiqu'il en soit, en ce qui concerne la dissolution à 1/2 et 1 0/0, je puis affirmer qu'appliquées convenablement et même par un temps chaud en pleine végétation, elles n'ont point que je sache amené en Côte-d'Or de taches persistantes de brûlure ayant entraîné des complications graves dans la suite.

Il résulte de tous les faits qui viennent d'être exposés que les procédés bourguignons à des doses variant, suivant l'intensité de la maladie et l'époque de la végétation, de 3 à 5 pour mille et même un pour cent ont eu une action absolument efficace dans tous les pays où ils ont été expérimentés. J'ajoute même qu'ils ne le cèdent en rien aux autres modes de traitement. Or, ils présentent sur ceux-ci des avantages nombreux, et on ne peut plus importants: ils sont simples, à la portée de tout le monde et leur préparation est facile et rapide.

Ils sont peu coûteux, car ils n'exigent qu'une faible quantité de sulfate et une main d'œuvre restreinte; leur épandage se fait très facilement au moyen d'un pulvérisateur; enfin, ils sont, de tous les procédés, ceux qui introduisent le moins de cuivre dans les vins, bien que ce reproche adressé aux autres traitements ait peu de valeur, d'après les nombreuses analyses de vins, piquettes, râpés, provenant de raisins récoltés dans des vignobles traités par divers procédés.

Les adversaires de la méthode font valoir trois griefs qui sont : 1° que la disssolution sulfatée brûle les feuilles; 2° qu'elle n'adhère pas suffisamment; 3° qu'elle forme un brouillard dangereux à respirer pour les ouvriers chargés de l'appliquer.

Examinons ce qu'il y a de fondé dans ces reproches. D'abord, dit-on, le sulfate de cuivre employé seul amène la brûlure des feuilles par son acidité, ce qui est un inconvénient grave pour la végétation.

Sans doute, on constate des taches rousses, des brûlures punctiformes, quand on emploie des doses de sulfate exagérées, quand on fait une pulvérisation grossière, et qu'on opère par une température torride.

Il en est de même pour l'eau céleste, qui, dit-on, après avoir brûlé par alcalinité, brûle aussi par acidité.

Du reste, comme le fait remarquer avec juste raison, M. Pulliat dans la chronique de mai 1887 à la *Vigne américaine :* « L'eau pure elle-même, pulvérisée sur les feuilles par un soleil brûlant, produit le grillage; l'eau cuivreuse répandue à haute dose sur les feuilles de la vigne ne produit aucune brûlure, si on l'emploie par un temps couvert ou brumeux.

L'expérience a d'ailleurs prouvé qu'il y avait avantage, au point de vue de l'efficacité du procédé, à sulfater par un temps couvert, ou avant le lever du soleil ou après son coucher. »

Il faut donc opérer avec un instrument pulvérisant finement et pratiquer les traitements avec beaucoup de circonspection. Comme le dit M. Pulliat, c'est le matin qu'on devra traiter de préférence avec les dissolutions de sulfate, et il faudra autant que possible n'opérer dans la journée que par un temps couvert, surtout si on veut employer des doses au delà de 5 pour mille, ce que nous ne croyons pas devoir recommander pour le moment.

On dit, en second lieu, que la dissolution cuivreuse forme un brouillard acide qui est dangereux pour la santé des ouvriers. D'abord, je dois dire qu'on a beaucoup exagéré l'action acide du sulfate de cuivre du commerce. J'ai beaucoup essayé de ces sels pour constater leur état de pureté; en les traitant par la teinture de tournesol, le plus grand nombre des échantillons ne présentait aucune réaction acide.

Je ne serais pas éloigné de croire que les petits accidents de brûlure qui ont été constatés, çà et là, dans certains cas, ne provinssent de sulfates spéciaux, à réaction franchement acide. Il y aurait peut-être, pour les industriels qui fabriquent le sulfate, un moyen de remédier à son acidité, ce serait de le faire cristalliser dans des liqueurs neutres, car l'acidité du sulfate ne gît que dans les cinq équivalents d'eau de cristallisation.

Quoiqu'il en soit, je ne pense pas que cette faible acidité soit un grave inconvénient à signaler dans le cas qui nous occupe, attendu qu'il y a possibilité pour l'ouvrier d'éviter le brouillard corrosif en ne se mettant pas sous le vent, et au besoin en se recouvrant la bouche et le nez d'un masque de toile. Da'illeurs les autres procédés de traitement et notamment l'eau céleste présentent le même ennui; encore est-il juste d'ajouter que non-seulement ce dernier liquide agit sur les voies respiratoires, mais qu'il fatigue beaucoup les yeux et peut occasionner des ophthalmies et de violentes migraines.

Le dernier grief qu'on fait valoir contre la méthode bourguignonne et avec lequel on prétend l'accabler est celuici : la dissolution sulfatée n'adhère pas suffisamment aux feuilles, elle est entraînée rapidement par les eaux des pluies, et son efficacité cesse à partir de ce moment.

L'expérience physiologique et la pratique de deux années contredisent cette assertion de la façon la plus formelle.

La vérité, c'est que le sulfate de cuivre se fixe sur les feuilles avec une grande énergie; dès qu'il se trouve à leur contact, une partie pénètre dans leur parenchyme par voie d'endosmose et forme dans leur intérieur un tannate de cuivre qui teint, pour ainsi dire, en bleu-verdâtre, et d'une façon très appréciable, à l'extérieur, la substance chlorophyllienne, tandis qu'une autre partie reste dans les méats intercellulaires.

C'est dans cette idée que je n'ai cessé de recommander de faire la pulvérisation de la dissolution sulfatée, non-seulement sur la page supérieure de la feuille par où se produit l'infection de la maladie, mais encore sur la page inférieure, si c'est possible, où il existe un grand nombre de stomates (on en a compté jusqu'à 237,000), permettant au liquide cuivreux d'aller s'emmagasiner dans les méats du tissu lacuneux et même de traverser les membranes des cellules.

A ce propos, je citerai un passage d'un récent article de MM. Millardet et Gayon au *Journal d'Agriculture pratique*, passage qui corrobore un peu l'idée que je viens d'exprimer et que je me suis faite depuis longtemps du mode de fixation du sulfate dans les feuilles.

J'ai même eu l'occasion d'émettre cette idée plusieurs fois dans les séances du Comité d'agriculture de Beaune.

Voici le passage en question :

« 1º Un certain nombre de feuilles de vigne ont reçu, les unes une seule fois, les autres 2 fois à 3 jours d'intervalle, une pulvérisation d'une dissolution de 2 grammes 1/2 de sulfate de cuivre dans un litre d'eau pure. Un jour après la seconde opération et par conséquent 4 jours après la première, a commencé une série d'orages et de pluies dont quelques-unes torrentielles. Enfin l'analyse faite un mois plus tard, après plusieurs nouvelles pluies, a démontré que les feuilles avaient gardé une quantité très appréciable du cuivre déposé par la pulvérisation ;

« 2º Le 30 octobre, à midi, les feuilles de trois ceps de vigne reçoivent à leur face supérieure, en une seule pulvérisation très fine, 200 grammes environ d'une solution contenant 2 grammes 5 de sulfate de cuivre pour 1,000 grammes d'eau distillée, soit en tout 50 centigrammes de sulfate de cuivre.

« Le 31, rosée et brouillard. A partir du 1er novembre jusqu'au 7, pluies quotidiennes qui donnèrent au pluviomètre de l'observatoire de Bordeaux plus de 26 millimètres d'eau.

« Ces feuilles si parfaitement lavées furent cueillies le 8 novembre, pesées et divisées en deux lots. Le premier fut lavé à l'eau pure ; le second avec de l'eau contenant 1 0/0 d'acide chlorhydrique ordinaire. Le nombre des lavages successifs fut de dix pour chaque lot. A chaque lavage les feuilles étaient étalées une à une sur une plaque de verre et brossées doucement sur les deux faces successivement à l'aide d'un pinceau plat, de manière à enlever tout le cuivre qui pouvait être adhérent à la surface. Après le 10e lavage, elles furent desséchées, puis les cendres en furent analysées. »

Vient ensuite un tableau dans le détail duquel je ne puis pas entrer en ce moment.

Je me contenterai de vous dire quels sont les renseignements précieux qu'il fournit en faveur du procédé bourguignon.

Les eaux de lavage des diverses opérations, les filtres et les cendres ont été analysées avec soin. On a constaté qu'une très faible quantité de cuivre se retrouvait à la surface des feuilles ; les eaux des deux premiers lavages n'en ont donné que 1/2 milligramme par kil. de feuilles.

L'eau du dixième lavage n'en contenait presque plus ; il semblait que celui qui restait sur la feuille était entré en combinaison avec elle. C'est parfaitement mon opinion, d'après ce que je vous disais tout à l'heure, à savoir que le sulfate de cuivre est décomposé par le tannin des feuilles, et que le cuivre s'incorpore dans les cellules du parenchyme à l'état de tannate de cuivre.

MM. Millardet et Gayon tirent de leurs expériences la conclusion suivante :

« Le sulfate de cuivre déposé sur les feuilles sous forme de *solution très étendue* et en *quantité très faible* est absorbé pour une *grande partie* et avec une *grande rapidité*, de sorte que les pluies abondantes sont *incapables* de l'enlever aux feuilles. »

On ne peut être plus explicite que cela.

Et qu'on ne vienne plus nous dire maintenant que le sulfate de cuivre n'est plus adhérent et est entraîné rapidement par les eaux des pluies.

L'*eau céleste* a été proposée l'année dernière (1886) par M. Audoynaud, professeur de chimie à l'Ecole d'agriculture de Montpellier, dans un article au *Progrès Agricole et Viticole* du 28 mars.

Elle est basée sur cette réaction chimique que quand on verse une petite quantité d'ammoniaque sur du sulfate de cuivre en dissolution, il se produit du sulfate d'ammoniaque et un précipité bleu-verdâtre d'hydrate d'oxyde de cuivre. Si on ajoute l'ammoniaque en léger excès, il y a redissolution du précipité, et on obtient une belle liqueur bleue connue sons le nom d'eau céleste des pharmaciens.

Quand on laisse sécher quelques gouttes d'eau céleste sur une feuille de papier, l'ammoniaque en excès s'évapore, et finalement il reste une empreinte bleuâtre, plus ou moins foncée d'hydrate d'oxyde mêlé à de petits cristaux de sulfate acide d'ammoniaque et même de sulfate de cuivre, si on n'a pas tout précipité l'oxyde de cuivre par l'ammoniaque.

En lavant à grande eau les taches desséchées, on voit qu'elles sont très adhérentes ; et si on ajoute une goutte de ferrocyanure de potassium, il se forme un précipité abondant de prussiate de cuivre d'une teinte rouge brique.

La même expérience répétée avec une lame de verre bien nettoyée donne des résultats à peu près analogues ; et cependant la lame de verre n'est point poreuse ; et on ne peut dire comme pour la feuille de papier, que l'hydrate s'incruste dans l'intérieur d'une surface poreuse. C'est que l'ammoniaque a précipité cet hydrate dans un état gélatineux qui le rend très collant et par suite très adhérent, par dessication, aux surfaces les plus polies.

Des expériences faites par M. Audoynaud ont montré que

84

L'adhérence était aussi très forte et très persistante même à doses faibles sur les feuilles de la vigne.

Pour préparer pratiquement la liqueur destinée aux traitements contre le Mildew, il faut dissoudre 1 kil. de sulfate de cuivre dans un récipient en bois, grès, terre, cuivre, verre, avec 3 litres d'eau ordinaire; laisser refroidir la dissolution cuivreuse lorsqu'elle est formée, puis verser dedans 1 litre 1/2 d'ammoniaque à 22° Baumé.

Il ne reste plus qu'à étendre la liqueur à 200 litres avec de l'eau au moment du traitement.

M. Audoynaud, tout d'abord, avait conseillé de n'ajouter que 100 litres d'eau, mais il s'est vite aperçu, qu'à cette dose, des cas fréquents de brûlures graves se produisaient.

La quantité d'eau céleste à 200 qu'on doit répandre à l'hectare est de 200 à 300 litres. Avec les formules ci-dessus, l'eau céleste donne un léger dépôt, qui, agité avec la dissolution limpide, de couleur bleue, qui se trouve avec lui en mélange, se pulvérise parfaitement bien et sans encrasser les becs des pulvérisateurs.

M. Viala, dans son excellent livre : *Maladies de la vigne*, recommande vivement l'emploi de l'eau céleste contre le Mildew, et dit « qu'on ne doit pas hésiter à préférer ce mode de traitement à tous les autres. »

Evidemment, l'eau céleste présente quelques avantages sérieux, mais son emploi entraîne quelques graves inconvénients que nous nous contenterons de signaler.

Les deux avantages qu'on peut lui accorder sont les suivants : 1° Pulvérisation facile: 2° Adhérence très grande sur les feuilles :

Or, ces deux avantages sont partagés par la dissolution bourguignonne, qui, en plus, est très facile à préparer, moins dangereuse à pulvériser, moins coûteuse, etc., etc.

Les reproches qu'on fait à l'eau céleste sont nombreux :

On dit, d'abord, qu'elle a occasionné des brûlures très graves dans plusieurs cas, et que ces brûlures sont dues, dans les premiers temps, à l'alcalinité de l'ammoniaque libre, puis, plus tard, à l'acidité du sulfate d'ammoniaque qui se produit par évaporation de la liqueur ammoniacale.

Nous ne sommes pas éloigné de croire que ce reproche est fondé, d'après tous les témoignages qui nous sont parvenus, et d'après les quelques expériences que nous avons faites avec l'ancienne formule.

De plus, l'eau céleste attaque les récipients en cuivre et a sur les ouvriers chargés de la répandre une action sinon fâcheuse du moins fort désagréable.

Pour terminer, je citerai le passage suivant de l'appréciation qu'en fait M. Millardet dans ses nouvelles recherches sur le développement et le traitement du Mildew et de l'Anthracnose :

« Pour les applications d'eau céleste, ainsi qu'on l'a vu plus haut, la formule suivie a été celle indiquée par M. Audoynaud. J'estime que la solution était trop concentrée, et qu'au lieu d'employer 100 litres d'eau par kil. de sulfate de cuivre, il eût mieux valu en employer 4 à 500. La première application à Dauzac eut lieu le 9 juillet. Le 14, il n'y avait aucune altération remarquable des feuilles, seulement de très petites brûlures punctiformes ; de telle sorte qu'à cette date, j'augurais bien de cette méthode. Mais, quelques jours après, les feuilles commençaient à offrir des taches desséchées d'une certaine étendue ; et, le 3 août, je pouvais constater que le quart environ de leur surface totale était brûlé. Malgré cet accident, le 4 août, une nouvelle application du même liquide eut lieu dans deux champs d'expériences à la suite de laquelle les brûlures s'étendirent encore notablement. Il ne faut donc pas s'étonner si, à la vendange, les raisins afférents à ce mode de traitement ne renfermaient qu'une assez médiocre quantité de sucre bien qu'il n'y eût que fort peu de Mildiou sur les feuilles. »

L'appréciation que porte M. Millardet sur l'eau céleste (formule Gayon : 1 kil. sulfate de cuivre et 2 litres d'ammoniaque à 22° étendues à 100 litres), est encore moins rassurante :

« Cette solution a produit des brûlures un peu plus fortes que la précédente (formule Audoynaud). Elle a montré une efficacité au moins égale contre le Mildiou. »

Nous avons vu plus haut que, dans le même ouvrage, le professeur de Bordeaux a dressé des tableaux montrant d'une façon non douteuse que le sulfate de cuivre employé seul s'est mieux comporté que l'eau céleste dans ses expériences.

Malgré cela, l'emploi de l'eau céleste constitue un procédé de traitement très recommandable et incontestablement le meilleur après la dissolution sulfatée, car, si, la liqueur de M. Audoynaud n'a point la grande force de pénétration de cette dernière et par suite la même puissance d'action sur le champignon, surtout si le Mildew est déjà développé dans la feuille lors du traitement, il n'en est pas moins vrai qu'elle donne un précipité d'hydrate d'oxyde de cuivre très adhérent et lentement soluble dans l'eau des pluies et de rosée, pouvant agir efficacement contre la germination des conidies.

Dans tous les cas, comme je suis fermement convaincu que l'adjonction d'ammoniaque est tout à fait inutile pour la réussite du traitement par le sulfate de cuivre, je vous engage à ne point adopter ce procédé de traitement.

Le traitement à l'*Ammoniure de cuivre* a été proposé au

Journal de la Gironde en octobre 1885, par M. Bellot des Minières.

Ce procédé fut expérimenté, en 1886, au vignoble de Haut-Bailly, situé dans les Graves de la Gironde, et appartenant à l'inventeur.

L'ammoniure n'est autre chose que le réactif de Schweiger étendu à 1 et 3 0/0.

On l'obtient en versant de l'ammoniaque sur de la tournure de cuivre. Le cuivre ne tarde pas à se dissoudre petit à petit, et il y a formation d'un liquide bleu dont la composition est assez mal définie. On sait cependant qu'il renferme de l'azotate d'ammoniaque et une dissolution d'oxyde de cuivre dans de l'ammoniaque. Ses avantages et ses inconvénients sont à peu près les mêmes que ceux de l'eau céleste.

M. Bellot a répandu à Haut-Bailly de 1,500 à 2,000 litres de sa liqueur ammonio-cuivrique.

Les résultats qu'il en a obtenus ont été très remarqués l'année dernière; et on voyait sur la fin de la végétation son magnifique vignoble se détacher nettement, en vert, au au milieu des vignobles voisins non traités et complètement ravagés.

Mais ces résultats n'ont pu être obtenus, dit M. Bellot dans sa brochure, qu'au prix de quatre traitements faits à partir du 15 juin, à pleins jets, et à 25 jours d'intervalle.

Comme conclusion, on peut dire que l'ammoniure est une substance très efficace contre le Mildew; mais que son emploi entraîne une dépense trop grande de traitement.

D'après l'aveu de M. Bellot lui-même, il serait bon de faire un badigeonnage préliminaire et deux ou trois pulvérisations sur les feuilles pour bien réussir.

Du moins, c'est en procédant ainsi qu'il a obtenu son grand succès de l'année dernière. Mais ce n'est pas tout; et l'honorable M. Bellot des Minières ne m'en voudra sans doute pas d'avoir trouvé une des raisons principales de cette exubérance de végétation du vignoble de Haut-Bailly, raison qui fait qu'on ne peut accorder la supériorité au traitement à l'ammoniure après une seule année d'existence.

Dans le numéro de la *Vigne française* du 15 novembre 1885, nous lisons, sous la signature de M. Bellot des Minières, un article intitulé : *Traitement du Mildew par les cultures et les engrais* dont nous détachons les passages qui ont trait à notre argumentation :

« Convaincu, en attendant la venue du remède direct, que, par voie de préparation, je pouvais mettre ma vigne en état de résister au fléau, je n'ai eu qu'un objectif : lui donner un ensemble de forces qui lui permissent de résister à la mort que tant de causes de destruction sollicitent à la fois.

« Et pour lui infuser cette accumulation de vie, je l'ai d'abord débarrassée d'un parasite dangereux, l'Anthracnose, en la soumettant depuis cinq ans au badigeonnage à l'acide sulfurique, tel que l'a formulé mon savant ami M. Bouchard, d'Angers, procédé qui, dans nos régions, aura bientôt enterré le badigeonnage au sulfate de fer, si j'en juge par les demandes qui, tous les jours, pleuvent sur moi, pour connaître cette méthode si simple, grâce à laquelle l'Anthracnose est, dès un premier traitement, radicalement extirpée d'un vignoble.

« Après j'ai soumis mes vignes à des *fumures sérieuses* et ai pris l'habitude de leur appliquer huit soufrages effectifs et *dix façons.*

« En novembre, j'ai ramassé toutes les feuilles du vignoble et les ai fait brûler.

« Puis en mars, j'ai jeté de la *chaux* sortant du four dans mes sillons ; là, en s'éteignant par voie de combustion, cette chaux a réduit, comme du feu aurait pu le faire, pas mal de spores, et une fois effritées, je l'ai épandue en ayant bien soin, d'après les conseils de M. Bouchard, de la recouvrir, par un coup de charrue, dès le jour même.

« Et puis encore, en novembre et décembre, j'ai jeté 100 *grammes par cep de l'engrais Javel Nº 9* ; et tout en déclarant que je ne suis intéressé ni directement ni indirectement dans cette Société et que je n'en reçois ni commission ni gracieuseté, et paie mes engrais comme tout le monde, je ne peux cependant m'empêcher de dire bien haut que ce merveilleux agent et auxiliaire *n'a pas peu contribué aux résultats étonnants* que j'ai obtenus au double point de vue de la fructification et de la défense contre le Mildew. »

Et plus loin :

« Aussi dès aujourd'hui, en attendant les résultats de mes expériences par l'ammoniure de cuivre sur la partie aérienne et sur le sol, j'entreprends la même campagne d'*accumulation de vie* dans ma vigne, et suis parfaitement convaincu que cette méthode m'amènera à pouvoir dire, en 1886, aux lecteurs de la *Feuille vinicole* et de la *Vigne française*, qu'après avoir été à Haut-Bailly, à l'état atténué, le Mildew n'y existe plus qu'à l'état de souvenir. »

On voit par tous ces détails que l'application de fumures

copieuses et de nombreuses façons culturales n'a pas peu contribué au succès du vignoble de Haut-Bailly. Je ne veux pas dire par là que ce vignoble doit entièrement les magnifiques résultats de l'année dernière à ces deux circonstances, mais je pense et on ne me contestera pas, que les opérations préliminaires faites par M. Bellot des Minières ont eu un effet singulièrement favorable comme adjuvant de traitement.

Dans tous les cas, l'auteur du procédé à l'ammoniure a une façon que nous croyons bien un peu exclusive de faire valoir son procédé, car il commence par faire table rase de tous les procédés connus, et par les exécuter sommairement, comme il dit.

Pour lui, il n'y a que l'ammoniure qui soit véritablement efficace.

Nous doutons — soit dit sans la moindre intention d'offenser l'honorable M. Bellot de Minières — que le procédé ait l'efficacité que l'auteur lui prête, quand il veut en faire une sorte de panacée destinée à détruire tous les parasites-cryptogames qui s'attaquent à la vigne : Mildew, Black-rot, Anthracnose, Oïdium, Pourridié, etc.

De plus, nous ne pensons point qu'il faille attacher une grande importance au rôle que l'ammoniaque jouera comme matière fertilisante, quand on appliquera l'ammoniure sur les feuilles.

Je sais bien que les plantes ont la propriété d'absorber l'ammoniaque atmosphérique par leurs feuilles et de l'endosmoser à travers leurs tissus quand il leur est présenté en dissolution sur ces organes ; mais de là à dire que la vigne se ressentira beaucoup des effets de l'ammoniure, comme engrais, il y a loin, car il ne faut pas ignorer que la plus grande partie de l'ammoniaque de ce produit sera évaporée dans l'air, et, par conséquent, sans profit pour la vigne.

Dans le cas, même peu probable, où tout l'azote de l'ammoniure serait entraîné par les pluies à la surface du sol, il ne servirait guère aux racines de la vigne, et il aurait surtout pour effet de faire développer des mauvaises herbes.

Je répète que de ce côté, il ne faut pas attendre un secours important ; et je pense qu'il est préférable, quand on veut appliquer des engrais chimiques à la vigne , d'enfouir ceux-ci dans des petites cuvettes pratiquées au pied des ceps.

En somme, ce traitement doit donner de bons résultats, et

en fait il en a donné. Il a, comme la simple dissolution de
sulfate de cuivre, une grande force de pénétration dans la
feuille, mais c'est un agent bien plus dangereux à employer
que ce dernier. On a parlé de brûlures par le sulfate de
cuivre; avec cet agent ce serait des corrodations complètes
de la feuille qu'on obtiendrait, si on ne le diluait pas suffisamment, attendu qu'il a la propriété de dissoudre la cellulose. Aussi, pour atténuer ses effets trop énergiques, on est
obligé d'en diminuer la dose et de l'appliquer avec une assez
forte proportion d'eau.

J'en ai fini avec les procédés de traitement actuellement
connus; je n'ai plus que quelques mots à ajouter sur les
effets du cuivre dans les vins, au point de vue hygiénique,
avant d'aborder les conclusions auxquelles je désire arriver.

On a craint pendant un certain temps que les sels de
cuivre n'eussent une influence nocive sur la santé des consommateurs.

MM. Millardet et Gayon ont entrepris à cet égard une
série de recherches fort importantes pour l'hygiène publique.

Les résultats de leurs analyses sont consignés dans des
tableaux qui indiquent que la quantité de cuivre des moûts
est très faible, extrêmement faible, et par conséquent inof-
fensive sur l'économie humaine.

Du reste, par la fermentation, une partie du cuivre est précipitée avec le tannin dans les lies.

D'après M. Quentin, sous l'influence de certains ferments,
le sulfate de cuivre serait transformé en sulfure et précipité
plus facilement encore.

On a signalé quelques cas de maladie pour avoir man-
gé beaucoup de raisins provenant de vignes traitées contre le Mildew par les sels de cuivre. Cette assertion est certainement erronée, car elle ne s'est pas vérifiée; et il est
probable que, si on avait bien examiné le cas des individus
malades, on se serait aperçu qu'il était dû non à la nocuité
du cuivre, mais à une simple indigestion.

Une fois rassuré du côté du vin de goutte, on s'est demandé si les seconds vins obtenus sans fermentation, les piquettes, les râpés n'étaient pas dangereux pour la santé
des consommateurs.

La question présentait le plus grand intérêt parce que ces
vins sont l'objet d'une consommation journalière considérable dans la classe ouvrière, et que, d'un autre côté, on
se sert fréquemment des vins de presse ou autres pour
faire des coupages de vins vendus comme vins de marcs,
opération, qui, dans ces conditions, est parfaitement licite.

De nombreuses analyses ont été faites par MM. Millardet, Gayon, Müntz, Crolas, Paulin, Ravizza, etc. On n'a trouvé le plus souvent que des fractions de milligr. de cuivre par litre ; ces quantités sont absolument incapables d'agir d'une façon dangereuse sur la santé publique.

On a recommandé d'éliminer le cuivre par un soufrage léger exécuté avant la vendange.

Nous croyons que cette opération n'est pas à conseiller, car on a fréquemment constaté que, dans ce cas, le vin contractait l'odeur d'œufs pourris due à la formation d'hydrogène sulfuré.

En résumé, on peut dire que, l'année dernière, toutes les recherches des chimistes toxicologistes ont abouti à cette conclusion que toutes les boissons quelles qu'elles soient provenant de vignes traitées par les sels de cuivre sont d'une complète innocuité, et peuvent être consommées sans crainte aucune pour la santé.

MM. Viala, Zaccharevicz et Rabault ont fait, sur le même sujet, à l'Ecole d'agriculture de Montpellier, des expériences fort intéressantes avec des moutons.

Ils ont nourri exclusivement pendant près d'un mois un certain nombre de ces animaux avec des feuilles de vigne aspergées d'une dissolution de sulfate de cuivre ou de bouillie bordelaise.

Aucun désordre ne s'est produit dans la santé des bêtes mises en expérience.

Après l'abattage, les trois expérimentateurs ont constaté qu'il n'y avait aucune trace de cuivre dans les muscles, et qu'on pouvait par conséquent manger impunément la viande des moutons nourris avec des feuilles traitées par les sels de cuivre.

L'analyse a montré que tout le cuivre était éliminé par les excréments ou s'accumulait dans le foie.

Pour terminer ce sujet, je donnerai l'opinion de M. Brouardel, le célèbre médecin de la Faculté de Paris, c'est que les traces de cuivre des piquettes, des râpés, ne peuvent causer aucun trouble dans l'organisme humain, et que, même en médecine, on fait absorber aux malades de bien plus grandes doses de cuivre dans certaines maladies sans qu'ils en ressentent aucun mal.

Les travaux de MM. G. Berryer, Legrand du Saulle, Pouchet, Galippe, du Dr Lavrand, professeur à Lille, etc., montrent qu'on se faisait autrefois une idée peu exacte de l'action intoxicante des sels de cuivre. M. Galippe en est même arrivé à démontrer, sur sa propre personne et sur celle de sa femme et de ses enfants, que l'absorption des sels de cuivre dans les aliments n'est point nuisible, mais salutaire à la santé.

Après les faits qui viennent d'être exposés, il n'est pas difficile de voir quel est le traitement qui aura notre prédilection en Bourgogne, non point que nous agissions de parti pris, mais parce que nous croyons que cette façon de procéder est la plus simple, la plus expéditive et tout aussi efficace que les autres.

J'ai dit tout aussi efficace, et je ne crois point me tromper en ce moment : je n'en veux pour preuve que les magnifiques résultats obtenus l'année dernière sur presque tous les points de la Bourgogne, et dans tous les pays où on a expérimenté le procédé bourguignon.

Nous voyons donc que la chaux et l'ammoniaque sont des complications tout fait inutiles.

C'est pourquoi nous ne les emploierons pas. Tout traitement compliqué est fatalement destiné à disparaître devant un plus simple qui a autant d'effet : il en est, à cet égard, des procédés industriels ou agricoles comme des machines.

Le prix de revient est encore un important facteur de la réussite d'un procédé.

Eh bien, nul ne contestera que, sous ce rapport, aucun mode de traitement ne peut soutenir la concurrence avec le procédé bourguignon.

Comme conclusion, je dis que nous avons pour nous les explications favorables de la théorie et les observations précises et concluantes de la pratique; la cause de la simple dissolution ne peut manquer d'être gagnée un jour.

Un fait saillant, indiscutable, se dégage de tout ce que nous venons de voir; c'est que les procédés par le sulfate de cuivre seul à doses variables jusqu'à 1 0/0 et surtout de 3 à 5 pour mille ont le plus de chance de se propager dans l'avenir.

Le plus grand nombre des Sociétés agricoles ou viticoles de la Côte-d'Or sont unanimes sur ce point.

De toutes les observations faites jusqu'ici on peut conclure au point de vue pratique que :

1° La lutte directe, quand le Mildew est en plein développement, est très difficile à soutenir, et même impossible avec les substances considérées comme donnant les meilleurs résultats;

2° Il faut pratiquer un traitement préventif, c'est-à-dire avant l'arrivée des spores;

3° L'accolage avec de la paille trempée doit entrer dans la pratique générale de la culture de la vigne toutes les fois que les ceps sont conduits avec des supports ; il sera un auxiliaire précieux avec une dépense insignifiante ;

4° Il ne faut pas négliger le trempage des échalas neufs ;

5° Les doses et les époques de traitement pour 1887 devront être les suivantes :

1ᵉʳ *traitement*. 1ʳᵉ ou 2ᵉ quinzaine de juin (ne pas dépasser le 25) à raison de 3 pour mille au minimum ;

2° *traitement*. 4 à 5 pour mille, 5 semaines après le 1ᵉʳ traitement, dans le courant de juillet ;

3° *traitement*. Courant d'août et à la même dose que le second, s'il y a recrudescence de la maladie ; sinon ne pas le faire ou bien ne l'appliquer qu'après la vendange pour favoriser l'aoûtement du bois ;

6° Le dernier traitement ne devra pas être exécuté à moins de 15 jours avant les vendanges ;

7° La pulvérisation pourra être faite à n'importe quel moment de la journée ; mais il sera préférable d'opérer par un temps couvert, surtout si on emploie des dissolutions supérieures à 5 pour mille ;

Il faut autant que possible éviter l'épandage des dissolutions par un soleil brûlant ;

Voici maintenant quelles sont les expériences pratiques qu'il serait intéressant et utile de faire pendant l'année 1887 :

1° Etudier l'influence du sulfate à 3 pour mille, ou moins, peu de temps avant la floraison ; il est probable qu'il agira sur la végétation et aura pour effet d'empêcher la coulure ;

2° Expérimenter à nouveau les doses de 5 pour mille à 1 0/0 par les fortes chaleurs, puis par un temps couvert ; noter les résultats obtenus en tenant compte de la température, de l'état du ciel, du vent, du moment du jour où l'opération est faite. etc., etc.;

3° Voir les effets d'un sulfatage, après la vendange, sur l'aoûtement du bois ;

4° Expérimenter à nouveau les poudres ;

5° Faire varier les époques des traitements et le nombre de ceux-ci ;

6° Etudier soigneusement les circonstances météorologiques qui sous notre climat se produisent avant, pendant et après la maladie ; constater leur influence sur le développement du cryptogame ;

7° Chercher parmi les variétés de Pinot et de Gamay quelles sont les plus résistantes ;

8° En cas de grande invasion et de traitement non préventif, voir quel sera l'effet de 2 ou 3 sulfatages appliqués à 8 jours d'intervalle ;

9° Faire la pulvérisation dans certains cas exclusivemént sur la page supérieure des feuilles ; dans d'autres, dessus et dessous.

Enfin, je vous engage à expérimenter tous les modes de traitements que vous suggèrera votre imagination.

Voilà les points sur lesquels je désirais attirer tout particulièrement votre attention, dans cette conférence.

J'ai tout lieu d'espérer que, grâce aux travaux des membres de toutes les Sociétés agricoles et viticoles du département, on obtiendra de nouveaux faits qui donneront des renseignements plus précis encore que ceux que nous avons aujourd'hui pour l'application des traitements.

Je termine, Messieurs, ce rapide entretien en vous remerciant de la bienveillante attention avec laquelle vous m'avez écouté, et dont je crains d'avoir abusé.

Je crois votre opinion trop bien assise aujourd'hui par de nombreuses recherches pour insister davantage et entrer dans de plus grands développements.

J'ai confiance dans le succès final ; il tiendra à vos constants efforts ; et pour ma part, je suis convaincu que vous avez le plus grand intérêt à persévérer dans la voie où vous êtes entrés, et que vous pourrez sauver de grands désastres vos magnifiques vignobles de la Côte-d'Or qui ont fait et feront encore — il faut bien l'espérer — la fortune de leurs propriétaires et l'orgueil de notre pays.

APPENDICE

Faits nouveaux observés à l'Ecole de Viticulture quelque temps après la conférence du 24 avril

Après la conférence qu'on vient de lire, je résolus d'entreprendre une série d'expériences, pendant la campagne de 1887, dans le but d'arriver à élucider les points obscurs qui planaient encore sur l'emploi de la dissolution sulfatée.

Dès l'apparition des premières feuilles, je commençai mes recherches en étudiant l'adhérence comparée du sulfate de cuivre et de l'eau céleste, question alors très controversée qui faisait l'objet de discussions entre les partisans de la simple dissolution de sulfate et ceux de l'eau céleste.

Je publierai, après les vendanges prochaines, le résultat des observations que j'ai déjà faites à cet égard, et de celles que je compte poursuivre d'ici-là. Je me contente d'énumé-

94

rer ci-après les points qui me paraissent déjà suffisamment démontrés.

Quelques-uns ne font que confirmer les résultats auxquels sont arrivés MM. Millardet et Gayon; d'autres sont nouveaux :

1° Le sulfate de cuivre a une grande force de pénétration dans les feuilles, surtout par la face inférieure;

2° Son rôle de mordant le fait adhérer fortement et par une sorte de combinaison avec la substance même des cellules ;

3° Cette combinaison a lieu très rapidement, et avec de très faibles doses de sulfate.

4° Il n'y a qu'une très petite quantité de sulfate de cuivre, mêlé à des matières étrangères, qui reste non combiné à la surface des feuilles et soit entraîné par les eaux des pluies;

5° Si les feuilles ont été pulvérisées préventivement en dessus et en dessous, elles sont comme métallisées dans leur intérieur et à leur surface, et rendues, pour ainsi dire, invulnérables, à la pénétration du mycélium du champignon ;

6° En cas de traitement non préventif et d'envahissement des feuilles par le mycélium, ce qui arrive souvent quand on fait un deuxième ou troisième traitement, le sulfate de cuivre, qui a une plus grande force de pénétration dans les feuilles, que l'eau céleste, doit avoir une plus grande efficacité contre le développement du mycélium. (A vérifier à nouveau);

7° Le sulfate, une fois sur les feuilles, se scinde en deux parties : une d'elles est décomposée en dehors de la feuille, et son acide reste plus ou moins libre à la surface des cellules, tandis que son oxyde se combine avec la cellulose. L'acide ainsi libre peut occasionner des brûlures, surtout s'il se trouve à la face inférieure des feuilles, ou bien dans les méats intercellulaires où il n'existe point de cuticule comme à la page supérieure. La deuxième partie du sulfate pénètre par endosmose dans l'intérieur des cellules, et cela d'autant plus rapidement que la liqueur sulfatée est plus concentrée.

Là, il y a encore décomposition du sulfate : l'acide sulfurique se combine avec les bases libres ou associées à des acides faibles de nature minérale ou organique, et s'il se trouve de l'acide sulfurique non neutralisé dans les cellules (cas qui se présente quand les doses de sulfate appliquées sont trop concentrées), ce liquide détruit la substance vivante du protoplasma et il en résulte une altération des cellules se traduisant par des brûlures plus ou moins étendues et toujours plus graves que les précédentes, car elles persistent longtemps sous forme de lésions très visibles à l'extérieur.

Enfin, l'oxyde de cuivre du sulfate se combine avec les tannins de la cellule pour former des tannates de cuivre vert-bleuâtre, colorant d'un ton plus foncé les corps chlorophylliens.

8° L'ammoniaque pur brûle les feuilles lorsqu'il s'évapore rapidement à leur surface.

Il semble que cette évaporation produise un abaissement de température des cellules qui empêche leur fonctionnement normal.

Ce qui fait qu'une réaction brusque se produit quand l'ammoniaque a disparu, et qu'il s'ensuit une altération des sucs protoplasmiques.

Ainsi, il arrive un moment où l'état physiologique de la cellule est tel, qu'elle reste comme impuissante à travailler et à satisfaire aux exigences du phénomène de la transpiration, et que, si le soleil est ardent, elle abandonne une plus grande quantité d'eau qu'elle n'en reçoit : elle perd alors sa vitalité par dessication.

Ce n'est que comme cela qu'on peut expliquer, à mon avis, les grillages qui surviennent, après aspersion d'eau, sur les feuilles des végétaux, durant les grandes chaleurs. Avec un liquide ammoniacal, c'est le même phénomène qui se produit; mais son action désorganisatrice est accentuée encore par la présence de l'ammoniaque, corps très volatil, qui, en s'évaporant, amène un plus grand refroidissement des cellules que l'eau répandue seule.

Je ne suis donc pas éloigné de croire, quant à présent, que les quelques cas de brûlures constatés, avec l'ancienne formule de l'eau céleste, étaient dus, d'abord à l'alcalinité, puis à l'acidité de la liqueur employée;

9° D'après les analyses hydrotimétriques que j'ai faites avec des eaux servant à alimenter la ville de Beaune, il se trouve que les viticulteurs bourguignons, qui ont cru employer l'année dernière des doses de 3, 4 et 5 pour mille, n'ont en réalité traité qu'à 2 1/4, 3 1/4 et 4 1/4 pour mille, à cause des sels calcaires contenus dans les eaux qu'ils ont employées.

A 3 pour mille, j'ai obtenu de très fines brûlures, presque insignifiantes (il fallait regarder la feuille par transparence pour les apercevoir), en me servant d'eau distillée, comme dissolvant du sulfate de cuivre.

J'explique que des doses, mêmes plus élevées que 3 pour mille, peuvent ne pas produire de brûlures, avec de l'eau ordinaire riche en calcaire, par ce fait que le sulfate de chaux formé se dépose sur la feuille à la base de chaque gouttelette et forme comme un plancher qui s'interpose entre la dissolution de sulfate de cuivre et la feuille, et empêche celle-ci d'être brûlée.

De plus, une grande partie de l'acidité du sulfate, qui gît dans l'eau de cristallisation de ce sel, est neutralisée par l'eau calcaire, etc., etc.

C'est au cours des expériences dont je ne fais que citer ici les principaux résultats, à titre de renseignements, que je cherchai un traitement capable de réaliser les *desiderata* suivants :

1° Donner une dissolution de 3, 4, 5, pour mille, au maximum, de sulfate de cuivre, pour avoir un liquide ayant une grande force de pénétration dans les feuilles;

2° Laisser sur les feuilles une proportion double ou triple de la précédente, de cuivre adhérent, pour obtenir une action superficielle de longue durée;

3° Teinter les feuilles de taches très visibles, pour pouvoir permettre aux propriétaires de vignobles de constater comment les traitements ont été faits par leurs ouvriers.

Après avoir essayé la potasse et la soude pures, en dissolution, qu'on trouve comme réactif dans tous les laboratoires, j'eus l'idée d'employer les cristaux de soude ou de potasse du commerce préparés, soit par le procédé Leblanc, soit par l'action du bicarbonate d'ammoniaque sur le sel marin (Procédé appliqué par MM. Schlœsing et Roland), soit enfin par le procédé de Solvay.

Puis, dès que j'eus mis en expérience l'hydrocarbonate de cuivre obtenu par voie humide, je pensai à l'employer par voie sèche, et je m'occupai de composer des poudres anti-cryptogamiques à base de sulfate de cuivre et de carbonate de soude. C'est en cherchant à leur donner de l'adhérence que je leur incorporai une liqueur de savon, parce que je savais que l'oxyde de cuivre se combine avec énergie aux acides gras en formant des oléates, margarates et stéarates de cuivre de consistance poisseuse. En même temps, je fis des essais par voie humide avec des liqueurs titrées de savon pour savoir quelle était la dose nécessaire et suffisante de savon pour donner une plus grande adhérence à l'hydrocarbonate, sans encrasser les pulvérisateurs.

Depuis plus de trois semaines, je faisais des expériences avec des cristaux de soude et du sulfate de cuivre, quand a paru, le 2 juin dernier, dans le *Journal de Beaune* et la

Revue Bourguignonne, mon premier article faisant ressortir les avantages du nouveau procédé.

Comme les expériences avaient eu lieu dans une école de l'Etat, mon devoir était d'en informer tout d'abord l'administration du ministère de l'Agriculture. Aussi, quelque temps avant l'article dont je viens de parler, M. Lyoën, directeur de l'Ecole de viticulture avait eu l'obligeance de communiquer, de ma part, à M. Tisserand, directeur au ministère de l'Agriculture, un manuscrit détaillé sur les constatations qui venaient d'être faites.

De mon côté, j'envoyai à la même date, à mon vénéré maître M. Prillieux, inspecteur général de l'enseignement agricole, une note identique à celle adressée au ministère. Le savant professeur de l'Institut agronomique vit immédiatement toute la portée du nouveau procédé, car il s'empressa de faire des expériences à Joinville-le-Pont et de communiquer ma note à une des séances suivantes de la Société nationale d'agriculture.

Les observations que je fis peu de temps après, sur les poudres anti-cryptogamiques et sur l'emploi de la liqueur de savon, furent communiquées de même au ministère et à M. Prillieux, et il parut des extraits des notes que j'adressai dans ces circonstances, aux deux journaux de Beaune, dans les numéros des 14, 16 et 18 juin.

Voici les documents à peu près tels qu'ils ont été communiqués avec tous leurs détails.

Un nouveau procédé bourguignon contre le Mildew

Comme on le sait, il existe, en ce moment, de profondes divergences d'opinion au sujet de la valeur relative des différents traitements employés contre le mildew. Un grand nombre de viticulteurs accusent la bouillie bordelaise, même celle des dernières formules de M. Millardet, d'empâter les becs des pulvérisateurs, de paralyser la force de pénétration du sulfate de cuivre dans les feuilles, de diminuer la puissance de diffusion de ce sel dans l'eau des pluies et de rosée, et, partant, la sensibilité du traitement bourguignon; d'autres reprochent à l'eau céleste d'attaquer les récipients en cuivre, d'être dangereuse pour les yeux des ouvriers chargés de la répandre et de leur occasionner de violentes migraines, d'amener la brûlure des feuilles, d'abord par alcalinité, puis par acidité, de diminuer aussi dans une certaine mesure la sensibilité du sulfate de cuivre par la formation d'un hydrate très difficile à désagréger une fois sec, et n'ayant qu'une action

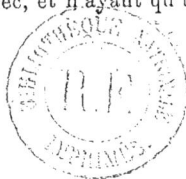

mécanique par un temps de sécheresse prolongée etc., etc.; d'autres encore pensent que le sulfate seul occasionne des brûlures plus ou moins graves à des doses supérieures à 2 1[2 pour mille, à cause d'une trop forte proportion de cuivre non neutralisée, etc., etc.

Toutes ces questions sont encore incomplètement élucidées.

Nous allons exposer le principe d'un nouveau procédé, qui pourra remédier, en faisant varier la proportion des composants entrant en combinaison, à tel inconvénient que les viticulteurs croiront devoir exister.

Ce principe est basé sur la réaction suivante :

Quand on verse du carbonate de soude dans une dissolution de sulfate de cuivre, il se produit une double décomposition, et, on obtient, d'une part, un précipité colloïdal d'hydrocarbonate de cuivre, bleu-verdâtre; et, d'autre part, une liqueur renfermant en dissolution du sulfate de cuivre non décomposé et du sulfate de soude dont la quantité augmente avec la proportion de carbonate employée.

Les mêmes réactions peuvent avoir lieu avec le carbonate de potasse.

Partant de là, nous avons pensé à employer avec le sulfate de cuivre, et à la place de la chaux ou de l'ammoniaque, les *cristaux de soude ou de potasse du commerce* qui sont des carbonates de soude ou de potasse plus ou moins purs, car ils sont souvent mêlés à des chlorures et des sulfates des mêmes bases.

A cette façon de procéder, nous trouvons les avantages suivants :

1° Ces carbonates sont moins chers (surtout ceux de soude) que l'ammoniaque;

2° La liqueur résultant de leur combinaison avec le sulfate de cuivre est moins incommode à répandre que l'eau céleste;

3° On peut graniter les feuilles de taches blanc-verdâtre ou bleu-verdâtre qui permettent aux propriétaires de vignobles de constater la façon dont le traitement a été fait par leurs ouvriers;

4° Le précipité colloïdal d'hydrocarbonate de cuivre est très adhérent aux feuilles et joue le même rôle que le précipité d'hydrate de l'eau céleste, lequel, du reste, se transforme rapidement en hydrocarbonate, au contact de l'acide carbonique de l'air;

5° Ce précipité reste longtemps en suspension dans le liquide sulfaté; de plus, il n'a pas l'inconvénient d'encrasser les becs des pulvérisateurs, car sa consistance gélatineuse lui permet de s'écouler très facilement par les sections les plus petites, sous l'influence d'une faible pression ;

6° Il n'y a pas, comme avec l'eau céleste, formation par évaporation, de sulfate acide capable de brûler les feuilles. Le sulfate de soude produit , demeure neutre indéfiniment.

Restait à trouver la quantité de carbonate à mélanger au sulfate de cuivre.

Nous avons calculé par les équivalents chimiques la quantité de carbonate pur, capable de précipiter tout le cuivre de 1 kil. de sulfate de cuivre pur dissout dans 1 hectol. d'eau distillée.

Cette quantité théorique est de $\frac{1 \times 143}{124,6} = 1^k15$ pour les cristaux de soude du commerce (NaO,CO^2+10HO), en supposant qu'ils ne contiennent que du carbonate de soude. Elle n'est que de 0^k497 pour le carbonate de soude pur (NaO,CO^2+HO).

Avec les carbonates de potasse du commerce ou potasses raffinées plus ou moins pures (KO,CO^2+10HO) et (KaO,CO^2+HO) elle s'élève à 1^k277 et à 0^k626.

On voit, par ces chiffres, que l'emploi de potasse au lieu de soude force à augmenter la dose indiquée pour le carbonate de soude de 1/10 à 2/10 ; mettons 2/10. De plus, le carbonate de potasse coûte plus cher que le carbonate de soude ; mais le premier sel joue un rôle important sur la végétation et la fructification de la vigne, tandis que le second n'a, pour ainsi dire, aucun effet.

Nous laissons aux viticulteurs le soin de choisir entre ces deux substances également efficaces pour le cas qui nous occupe.

Cependant, si nous avions un conseil à donner, nous dirions que, bien que la potasse soit un élément de fertilité très utile à la vigne, il sera préférable de se servir des cristaux de soude ; et cela pour les raisons suivantes :

1° La soude coûte beaucoup moins cher que la potasse ;

2° Les sels potassiques entraînés à la surface du sol par les eaux des pluies favorisent la croissance des mauvaises herbes. On sait, en effet, que les engrais chimiques quels qu'ils soient, pour produire leur maximum d'effet utile sur la vigne et ne point occasionner l'inconvénient précité, doivent être enfouis dans des petites cuvettes creusées au pied des ceps; si donc ils sont répandus à la surface du sol, comme cela arrivera nécessairement pour le sulfate d'ammoniaque de l'eau céleste, il est probable qu'ils auront peu d'effet sur les racines de la vigne et seront presque entièrement utilisés à produire des mauvaises herbes.

Or, il est à supposer qu'avec le sulfate de soude on n'aura, sinon un effet contraire, du moins rien à craindre de ce côté.

Nous avons ensuite recherché pratiquement la quantité de sulfate de cuivre pur précipitée avec une proportion déterminée de carbonate sodique $(NaO, CO^2 + 10 \ HO)$ dans 100 litres d'eau ordinaire.

Pour cela nous avons préparé, d'une part, une liqueur sulfatée contenant 10 grammes de sulfate de cuivre par litre d'eau, et, d'autre part, une liqueur sodique de 10 grammes de carbonate de soude dans 50 centim. cubes d'eau; et nous avons trouvé que 20 centim. cubes de la liqueur sulfatée à 1 0/0 étaient complètement précipités par un peu moins de 2 centim. cubes de la liqueur sodique.

D'où il nous a été facile de déduire que 0^g20 de sulfate de cuivre sont précipités par un peu moins de 0^g40 de carbonate de soude, nombres qui sont à peu près dans le rapport de 1 à 2 (1).

Ce qui veut dire que quand on mettra 1 kil. de sulfate par hectolitre d'eau, il faudra ajouter environ 2 kil. de carbonate de soude ordinaire pour le précipiter entièrement.

Avec le carbonate de potasse on aurait 2/10 en plus à ajouter aux 2 kil. trouvés pour le carbonate de soude.

Ces résultats pratiques sont, comme on le voit, assez peu différents des résultats théoriques, quoique cependant plus élevés. La différence tient à trois causes principales: 1° A l'impureté de l'eau employée dans l'expérience pratique; cette eau marquait $30^o,5$ hydrotimétriques correspondants à 0^g305 de carbonate de chaux ou à 0^g1708 de chaux par litre;

2° A l'impureté du sulfate de cuivre qui renfermait un peu de sulfate de zinc et de fer ;

3° A l'impureté du carbonate de soude, lequel contient, souvent, outre un peu de carbonate de potasse, du sesquicarbonate, du chlorure et du sulfate de sodium.

Connaissant la dose limite de précipitation du sulfate par

_____

(1) Le rapport le plus près de la réalité est entre (1 et 1,5) et (1 et 1,75); nous avons posé (1 et 2) pour plus de sureté.

le carbonate, nous avons mis en expérience les formules suivantes :

(1) 1 kil. de sulfate de cuivre et   2 kil. de carbonate de soude.
(2) 1 kil.   id.   et   1 kil. 1/2   id.
(3) 1 kil.   id.   et   1 kil.   id.
(4) 1 kil.   id.   et 1/2 kil.   id.
(5) 2 kil.   id.   et   4 kil.   id.
(6) 2 kil.   id.   et   2 kil.   id.
(7) 2 kil.   id.   et   1 kil.   id.
(8) 2 kil.   id.   et 1/2 kil.   id.

La pulvérisation a été faite sur les deux faces des feuilles avec un pulvérisateur à odeur déposant de fines gouttelettes de liquide sur son passage ; sur quelques ceps on a produit à dessein le ruissellement qui est une circonstance aggravante pour la brûlure. L'opération a été faite en plein midi, sous un soleil ardent, et par un temps lourd.

Voici les résultats obtenus :

(1) Pas de traces de brûlures, ni en dessus, ni en dessous de la feuille.

    Tous les ceps ont été examinés attentivement par plusieurs personnes, à l'œil nu et à la loupe. On a regardé les feuilles par transparence.

(2)   Id.

(3)   Id.

(4) Brûlures punctiformes, très petites, peu nombreuses, visibles à leur teinte rousse, seulement en dessous des feuilles.

    Les bourgeons sont un peu attaqués ; ils portent des taches de 1 à 1^{mm} 1/2.

    Quelques ceps n'ont rien, ce sont ceux qui ont été pulvérisés très finement.

(5) Pas de traces de brûlure.

(6)   Id.

(7)   Brûlures très fines mais très apparentes à l'œil nu sur les deux faces des feuilles.

    Les bourgeons ne sont pas atteints.

(8) Brûlures plus ou moins larges (2 à 3^{mm}), en grand nombre.

    Beaucoup sont punctiformes.

    Les bourgeons sont atteints : taches de 1 à 2^{mm}1/2.

Nota. — Les feuilles les plus endommagées ne sont pas, comme on l'a prétendu souvent, les jeunes feuilles blanchâtres lavées de rouge de l'extrémité des bourgeons. Il semble, au contraire, que ces feuilles aient été moins attaquées que celles non adultes, mais plus complètement développées. Cette immunité relative des jeunes feuilles doit être due vraisemblablement à la présence des poils nombreux et du duvet aranéeux qu'elles portent sur leurs deux faces à ce moment de leur végétation.

Nous avons fait les mêmes remarques avec les simples dissolutions de sulfate de cuivre dont les brûlures se sont presque toujours traduites au-delà de 5 pour mille par des taches plus ou moins étendues sur les bords des jeunes feuilles, alors que celles plus anciennes étaient criblées de ponctuations brunes très apparentes sur toute leur surface.

Il nous reste à exposer, maintenant, comment avec ces formules, — qu'on pourrait multiplier à volonté. et que nous n'avons point voulu établir à des doses moindres que 1 kil. de sulfate de cuivre, car il vaut mieux se maintenir un peu audessus de la réalité pratique qu'au-dessous, — il sera facile d'avoir une dissolution de sulfate de cuivre à doses variables, comme dans le procédé bourguignon, ou de transformer ce sulfate tout entier en hydrate, comme dans la bouillie, ou enfin d'obtenir une dissolution sulfatée et un hydrate plus ou moins adhérent comme dans les différentes formules de l'eau céleste.

1° *Procédés bourguignons.* — Nous prendrons trois types de traitement faits l'année dernière en Côte-d'Or et ayant donné d'excellents résultats en grande culture :

1° La formule Ant. Bouchard (3 pour mille).

2°   Id. Jules Ricaud (4 pour mille).

3°   Id. A. Lyoën, Dir. de l'Ecole de viticulture (5 pour mille.)

L'analyse de l'eau des sources de la Bouzaise et de l'Aigue (deux rivières qui prennent naissance à Beaune) nous a montré ainsi que nous l'avons vu plus haut que ces eaux marquaient 30,5 degrés hydrotimétriques.

Il en résulte que le poids du sulfate de cuivre précipité par un litre de ces eaux est environ de $\frac{0 \text{ gr. } 305 \times 124,5}{50} = 0^g759$, soit 0^g760 en chiffre rond.

Donc les viticulteurs qui ont cru traiter l'année dernière par le sulfate de cuivre seul à la dose de 3 pour mille, ont, en réalité, employé une bouillie bordelaise à quantité de chaux extrêmement réduite, et n'ont fait leur traitement qu'à 224 grammes par hectolitre, soit 2 1/4 pour mille; ceux à 4 pour mille : 324 grammes ; ceux à 5 pour mille : 424 grammes; ceux à 10 pour mille: ou 1 0/0: 924 grammes.

On peut donc dire que, par l'emploi de l'eau des sources de la Bouzaise et de l'Aigue, les doses sont diminuées de 3/4 ou 0,75 pour mille.

Ceci posé, si nous voulons, avec un carbonate de soude, faire un traitement à 3 pour mille en employant les eaux ci-dessus, et avoir un sulfate de cuivre neutre, c'est-à-dire non acide, en même temps qu'un *liquide cuivreux teinté et très adhérent*, nous devrons employer la formule 1 kil. de sulfate de cuivre et 1 kil. de carbonate de soude, car pour précipiter 625 grammes de sufate $= 1000 - (300 + 75)$ il faut $2^k \times 0,625 = 1^k 25$ de carbonate de soude, soit approximativement 1 kil. C'est avec la formule (2) ou (3), à défaut des doses exactes indiquées par le calcul qu'on se rapprochera le plus du but.

Dans ces conditions on aura une dissolution de sulfate de cuivre à 3 pour mille environ et un précipité d'hydrocarbonate de cuivre, de zinc et de fer (s'il y a du zinc et du fer dans le sulfate de cuivre, ce qui est le cas assez fréquemment).

On arrivera ainsi à teinter parfaitement les feuilles de la vigne en blanc-verdâtre ou en bleu-verdâtre, fait capital pour les grands propriétaires de vignobles qui ne peuvent faire traiter sous leurs yeux.

Pour répandre une dissolution de 4 pour mille de sulfate de cuivre, on trouverait de la même manière qu'il faut $0^k 85$ de carbonate de soude ou $1^k 05$ de carbonate de potasse, et on verrait que la formule qui se rapproche le plus de ces résultats est encore la formule (2) ou (3).

Si on voulait adopter la dose 5 pour mille, on arriverait à $0^k 65$ de carbonate de soude ou $0^k 85$ de carbonate de potasse ; la meilleure formule à employer dans ce cas serait la formule (3). Enfin si on tient à appliquer le traitement à 1 0/0 il faut : ($1^k 75$ de carbonate de soude ou $1^k 95$ de carbonate de potasse) pour 2 kil. de sulfate ; c'est la formule (6) (2 kil. et 2 kil.), qu'on devra employer, ou bien une formule intermédiaire, si on veut avoir une moindre quantité des deux sels, formule que le calcul indique être approximativement celle-ci :

1 kil. 1|2 de sulfate de cuivre,
Et 1 kil. de carbonate de soude; ou encore 1 kil 1/2 de sulfate de cuivre et 1 kil. 1/2 de carbonate de soude.

On voit, par ce court exposé, quels sont les avantages nombreux de ce mode de traitement qui permettra de conserver au procédé bourguignon toute sa sensibilité, en même temps qu'on arrivera à teinter les feuilles d'une façon très visible, et qu'on obtiendra un précipité d'hydrocarbonate de cuivre très adhérent, et jouant le même rôle que l'hydrate de cuivre de l'eau céleste, contre les spores du Mildew.

Je pense qu'avec ce petit perfectionnement, notre procédé bourguignon à 3 pour mille n'aura rien à envier à l'eau céleste, dont on parle tant, et que même il lui sera supérieur.

Ajoutons qu'il est plus facile de se procurer du carbonate de soude que de l'ammoniaque à la campagne. Tous les épiciers tiennent ce produit qu'ils vendent aux ménagères pour le blanchissage du linge.

Le procédé de la fabrication de la soude artificielle par le bicarbonate d'ammoniaque et le sel marin (procédé Schlœsing) et (procédé Solvay) permet d'obtenir à très bas prix du carbonate de soude, dans un très grand état de pureté.

2° *Procédé bordelais.* — Le principe de ce procédé est de tout précipiter le cuivre du sulfate et d'emprisonner l'hydrate d'oxyde de cuivre obtenu dans de la chaux, de façon à ne laisser que peu ou point de sulfate de cuivre en dissolution, car, d'après MM. Millardet et Gayon, sous cet état, il amène la brûlure des feuilles au-delà de 2 1/2 pour mille.

Nous croyons devoir dire qu'avec le procédé par le carbonate on peut réaliser ce désir avec les formules (1) et (5), chose impossible avec l'eau céleste, parce qu'on redissout le précipité par un excès de réactif.

3° *Procédé à l'eau céleste.* — Ce procédé a pour but d'obtenir une dissolution sulfatée rapidement diffusible en même temps qu'un précipité cuivreux très adhérent aux feuilles.

Le procédé au carbonate permet d'arriver au même résultat en n'employant pas le carbonate en quantité suffisante pour précipiter tout le cuivre, ni en quantité trop faible pour obtenir plus de 4 à 5 pour mille de sulfate de cuivre libre, limite au-delà de laquelle se produira infailliblement la brûlure. Nous avons fait dans les premiers temps de la végétation, des expériences qui ne laissent aucun doute à cet égard.

Enfin, le nouveau procédé ne présente pas l'inconvénient d'épandage de l'eau céleste, et on est sûr de ne pas avoir de sulfate acide en dissolution à un moment donné comme avec ce liquide; et par suite les brûlures ne sont pas à craindre.

Si j'avais à donner un avis *à priori*, c'est-à-dire avant que l'expérience des diverses formules soit faite, je dirais que les formules (2), (3) ou (6) sont celles qui me semblent devoir donner les plus sûres garanties de succès.

Avec les formules (1) et (5) on précipitera tout le cuivre, mais le traitement sera moins sensible; de plus, on redissoudera le précipité d'oxyde de zinc, si ce métal existe dans le sulfate de cuivre employé, et on perdra ainsi une partie de l'avantage dû à la coloration blanche de cet oxyde. Il est vrai que ce dernier inconvénient n'est pas réel, car alors on augmente le précipité bleu-verdâtre d'hydrate d'oxyde de cuivre, et ce qu'on perd en teinte blanche on le regagne en teinte bleue, laquelle est aussi visible que la première.

Nous recommandons vivement aux viticulteurs de faire l'essai en petit des formules (1) (2) (3) (5) et (6); nous sommes persuadé à l'avance qu'ils s'en trouveront bien et n'auront à redouter aucune trace de brûlure.

La préparation de la liqueur cupro-sodique ou cupro-potassique est des plus simples :

Faire dissoudre séparément le carbonate et le sulfate, chacun dans trois litres d'eau. (Si on se sert du même réservoir pour faire ces opérations, il est nécessaire de le bien laver quand on passe d'un sel à l'autre.)

Laisser refroidir les deux dissolutions dans des vases portatifs, parfaitement propres, dont l'un, celui du sulfate, présente une anse sur le côté, pour pouvoir en verser le contenu par petites portions.

Mettre dans le cuvier destiné à recevoir la liqueur à pulvériser 95 à 96 litres d'eau; verser ensuite le carbonate de soude, et imprimer au liquide un mouvement giratoire avec une spatule en bois.

Enfin, ajouter petit à petit la dissolution sulfatée en continuant à agiter de la même façon, pendant quelques instants, après chaque addition.

On obtient ainsi une belle liqueur, d'un bleu-verdâtre mat qui est opalescente comme du lait; elle renferme un précipité abondant d'hydrocarbonate qui est à l'état de flocons gélatineux très légers, restant en suspension pendant fort longtemps dans la masse liquide.

Nota. — Si on a de l'eau à proximité du vignoble, on peut préparer à la maison les deux dissolutions et les transporter en vases séparés à pied d'œuvre où on fait le mélange comme ci-dessus.

On pourrait à la rigueur mettre dans le même vase ces deux liqueurs, mais nous avons remarqué qu'en dissolution concentrée il se forme un précipité grumeleux très abondant qu'on ne peut réussir à étaler complètement, dans la suite, qu'en agitant vivement pendant quelques minutes.

C'est au viticulteur à procéder de la façon qui lui paraîtra la plus commode.

Au cours de nos expériences, nous avons constaté qu'un petit accident pouvait se produire dans la préparation du liquide à pulvériser. Si, pour aller plus vite, on met fondre ensemble, sur le feu, le sulfate et le carbonate, une réaction très vive, avec dégagement d'acide carbonique, se produit immédiatement entre les deux sels et se continue au fur et à mesure de leur fusion ; et si on n'a pas soin d'agiter constamment le mélange, il arrive que le précipité d'hydrocarbonate qui se forme, adhère au fond du vase où, sous l'influence de la chaleur, il devient vert, puis tout à fait noir. Sous ces deux derniers états, il se ramasse sur lui-même en grumeaux beaucoup moins solubles et moins adhérents que les flocons gélatineux de l'hydrocarbonate bleu-verdâtre.

Aussi, pour éviter ce petit inconvénient, nous recommandons de procéder scrupuleusement comme il est indiqué plus haut.

Prix des matières premières de l'eau céleste et du mélange de sulfate et de carbonate :

Eau céleste { 1 k.   de sulfate de cuivre à 0 fr. 50 = 0 fr. 50
            { 1 l. 1|2 d'ammoniaque   à 0 fr. 70 = 1 fr. 05

                                    Total   1 fr. 55

Sulfate et carb. { 1 k. de sulfate de cuivre à 0 fr. 50 = 0 fr. 50
(formules 3)   { 1 k. de carbonate de soude à 0 fr. 15 = 0 fr. 15

                                    Total   0 fr. 65

La formule (5), la plus élevée, donne un total de 1 fr. 60, chiffre peu différent de 1 fr. 55.

Poudres anticryptogamiques

Dans son excellent livre intitulé : « Les maladies de la vigne, » M. Viala, le savant professeur de l'Ecole d'agriculture de Montpellier, s'exprime de la façon suivante à propos des poudres à base de sulfate de cuivre, employées, jusqu'ici, contre le Mildew :

« Il est certain que si ces poudres donnaient partout les mêmes résultats, contre le Mildew que l'eau céleste ou que la bouillie bordelaise (l'auteur est surtout partisan de ces deux modes de traitement) on devrait les employer de préférence, car elles auraient des avantages incontestables. Le soufre rentrant dans leur composition, elles permettraient de combattre en même temps l'oïdium, sans augmentation des frais d'application. Comme la quantité de sulfate de cuivre peut être réduite, on déposerait peu de cuivre sur les vignes : 100 ou 150 kilos de poudres suffisent pour traiter un hectare 3 ou 4 fois, ce qui ferait au plus 10 ou 15 kilos de sulfate de cuivre, et il est bien plus facile de les répandre que les liquides. Les poudres occasionneraient encore moins de frais que l'eau céleste, car même avec ce procédé, les quantités d'eau à transporter sont assez élevées (environ dix hect. pour 4 traitements).

« Nous avons, à plusieurs reprises, insisté, sur ce point essentiel, que le cuivre doit se trouver adhérent sur les feuilles de façon à ce que les gouttelettes de rosée puissent le dissoudre, chaque fois qu'elles se forment. Les poudres ne restent que fort peu de temps sur le feuillage ; au bout de quelques jours, dans les climats secs, elles disparaissent. Si les feuilles étaient mouillées au moment où on les épand, elles pourraient être fixées après évaporation de la rosée. On objectera peut-être que puisqu'il faut de l'eau pour la germination des spores du Mildiou, cette eau agira en même temps pour fixer les poudres. Mais le dépôt de celles-ci doit être antérieur à l'arrivée des germes qui pourra coïncider avec la première rosée, surtout dans les contrées méridionales. Les poudres appliquées à la fois contre le Mildiou et contre l'oïdium auraient moins d'action sur celui-ci par un temps de rosée que par un temps sec. C'est au fait de la non adhérence des poudres que sont dus les effets irréguliers et les échecs nombreux obtenus, non-seulement dans les régions méridionales, mais aussi dans le centre de la France, et même en Bourgogne. Elles ont cependant donné des résultats parfaits dans certains milieux ; nous citerons surtout ceux obtenus par MM. Skawinski dans le Médoc en 1886 et dans certaines parties de la Lombardie où les pluies fines et les rosées ont été fréquentes. En somme, nous croyons que les poudres à base de sulfate de cuivre doivent rester encore pour l'instant dans le domaine de l'expérimentation pour les régions sèches, mais que l'on doit les essayer, les traitements proprement dits étant faits à l'eau céleste. Dans les régions viticoles à rosées fréquentes, on pourra développer d'avantage ces essais, mais il faut que, même dans ces milieux, les résultats constatés soient confirmés avant d'avoir exclusivement recours à leur emploi.

« Les poudres à base de sulfate de cuivre seront certainement fournies par l'industrie ; les viticulteurs ne doivent pas songer à les fabriquer eux-mêmes. Le sulfate de cuivre et le soufre en formeront les bases exclusivement.

« Le sulfate de cuivre à la dose au plus de 10 00/0, etc... »

Ainsi, d'après M. Viala, les meilleures poudres qui aient été employées jusqu'à ce jour n'ont donné que des résultats demi-satisfaisants, et, cependant, une poudre à base de sulfate et composée de façon à avoir les qualités suivantes :

1° Grande adhérence aux feuilles ;

2° Solubilisation assez rapide dans l'eau des pluies ou de rosée ;

3° Hygroscopicité ou déliquescence en temps de sécheresse, scrait appelée à devenir un traitement précieux pour les régions viticoles éloignées des sources ou des cours d'eau.

M'inspirant de ces judicieuses observations, je me suis demandé s'il n'y avait pas possibilité de former une poudre réunissant les conditions ci-dessus énoncées avec 2 sels au moins dont l'un serait du sulfate de cuivre. C'est alors qu'après plusieurs recherches infructueuses, il m'est venu à l'idée de me baser sur la réaction qui se produit par voie humide entre le carbonate de soude et le sulfate de cuivre, réaction qui donne un précipité colloïdal d'hydrocarbonate de cuivre et une dissolution de sulfate de soude.

J'ai fait alors fondre dans leur eau de cristallisation, d'une part, du sulfate de cuivre, de l'autre, du carbonate de soude du commerce, de façon à pouvoir réduire facilement ces 2 sels en poussière. J'ai obtenu ainsi deux poudres, dont l'une, celle du sulfate, est d'un blanc légèrement bleuâtre et douce au toucher, et l'autre, celle du carbonate, a un aspect graveleux, et est de couleur grisâtre.

Mêlées ensemble intimement, elles n'ont aucune action l'une sur l'autre dans une atmosphère sèche; mais, dans une atmosphère très humide, elles se combinent lentement, en absorbant la vapeur d'eau de l'air; et, en raison du pouvoir hygroscopique du sulfate anhydre, le mélange prend une teinte bleue qui s'accentue avec le temps.

Si on projette quelques parcelles de cette poudre dans une capsule en porcelaine au fond de laquelle on a mis une goutte d'eau distillée, la double décomposition, dont nous avons parlé plus haut, se produit immédiatement, et on voit apparaître des grumeaux légers de couleur verte qui bouillonnent d'abord, par suite du dégagement d'un peu d'acide carbonique, puis s'étalent lentement dans le liquide en adhérant fortement au fond du vase. En faisant sécher le dépôt d'hydrocarbonate de cuivre, et en lançant dessus un courant d'eau rapide provenant d'un robinet de fontaine, la plus grande partie du précipité résiste à l'entraînement du liquide.

Cette même poudre répandue finement sur les feuilles de vigne humides de rosée, laisse après dessication, un magma gélatineux d'une grande adhérence.

J'ai alors cherché, par le calcul, la proportion exacte des 2 sels à mélanger pour éviter les brûlures.

Or, la formule de l'hydrocarbonate obtenu par la réaction

dans l'eau distillée du carbonate de soude sur le sulfate de cuivre est

$$CuO,CO^2+CuO,HO$$

C'est un hydrocarbonate appartenant au genre *malachite*.
Pour le préparer, il faut pouvoir produire la réaction suivante :

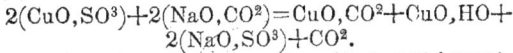

$$2(CuO,SO^3)+2(NaO,CO^2)=CuO,CO^2+CuO,HO+$$
$$2(NaO,SO^3)+CO^2.$$

L'équivalent du sulfate de cuivre (CuO,SO^3+5HO) étant 124.5 et celui du carbonate de soude du commerce (NaO, CO^2+10HO) étant 143, on a $2\times124.5=249$ de sulfate qui sont entièrement décomposés par $2\times143=286$ de carbonate.

Donc pour précipiter un kilo de sulfate, il faudra $\frac{1\times286}{249}$ $=1$ kilo 15, soit approximativement 1.1|2 kilo de carbonate de soude.

J'ai alors chargé la *Société centrale de produits chimiques*, (rue des Ecoles, Paris), qui fournit l'Ecole de viticulture en produits de laboratoire, de me fabriquer une douzaine de formules se rapprochant plus ou moins de la formule théorique. Les voici :

(1) 1 kil. sulfate et 1|2 kil. carbonate.
(2) 1 kil.   id.   et   1 kil.   id.
(3) 1 kil.   id.   et   1 kil. 1|2 id.
(4) 1 kil.   id.   et   2 kil.   id., etc., en augmentant de 1 kilo la proportion de carbonate de soude jusqu'à la douzième formule qui a pour composition :

1 kilo de sulfate et 10 kilos de carbonate.

Je les ai toutes mises en expérience dans des conditions fort diverses de température et de végétation, pendant plus de 3 semaines.

J'ai constaté que vers la formule (7) (1 kilo et 5 kilos) la poudre devient rugueuse et est bien moins adhérente que celle des formules renfermant une moindre proportion de carbonate. Au delà de la formule 4 (1 kil. et 2 kil.), il se produit des brûlures plus ou moins graves dues à un excès de carbonate libre. J'en ai conclu que la meilleure formule à adopter pour précipiter tout le cuivre devait se maintenir entre les formules (2) et (3) et que si on voulait laisser une certaine quantité de ce métal à l'état de sulfate, il fallait employer la formule (1) ou une formule intermédiaire entre (1) et (2) telle que celle-ci : 1 kilo de sulfate et 0^k75 de carbonate.

Toutes ces poudres sont onctueuses et douces au toucher et de couleur blanc-bleuâtre. Projetées sur une goutte d'eau, mise au fond d'une capsule de porcelaine, elles prennent aussitôt une teinte vert-bleuâtre due à la formation d'un précipité d'hydrocarbonate de cuivre. Il se produit pendant la réaction un petit bouillonnement qui provient du dégagement d'un peu d'acide carbonique, ainsi que l'indique la formule chimique, puis les parcelles d'hydrocarbonate s'étalent en légers flocons au fond du vase, ou surnagent à la surface de la goutte d'eau. Si on laisse sécher cette goutte d'eau, le dépôt d'hydrocarbonate contracte une adhérence très énergique pour le fond émaillé de la capsule.

J'ai remarqué, en outre, que les parties de la poudre qui s'étalent tout de suite avaient beaucoup plus d'adhérence que celles qui surnagent pendant quelque temps sous forme de légers grumeaux. J'ai dû songer à solubiliser ces grumeaux et chercher le moyen de les forcer à se déposer dès que la poudre arrive dans l'eau de rosée des feuilles.

Trois procédés se présentaient pour atteindre ce but :

1° Décomposer l'hydrocarbonate par un acide cristallisé facile à réduire en poudre tel que l'acide oxalique. Le résultat obtenu est bon, car le précipité reste très adhérent, mais l'acide oxalique est un produit qui coûte assez cher, et augmente sensiblement le prix de la poudre, quoiqu'on ne soit obligé de n'en employer qu'une petite quantité;

2° Ajouter une base comme la chaux qui donne un précipité insoluble de carbonate et laisse l'hydrate d'oxyde de cuivre en liberté; ce procédé, qui paraît simple, ne doit pas être recommandé, car l'hydrate se trouve englobé dans une croûte calcaire qui le rend peu adhérent et très difficilement solubilisable.

3° Utiliser le poids du sulfate de baryte, sel qui coûte moitié moins cher que le sulfate de cuivre, pour produire une action mécanique d'entraînement par le carbonate de baryte formé: ce procédé, quoique bon, a été abandonné pour le suivant qui lui est préférable;

4° Employer l'action dissolvante du carbonate d'ammoniaque.

On obtient un magma plus facilement gélatinisable et en même temps plus soluble.

C'est à cette dernière idée que je me suis arrêté.

Par l'addition de carbonate d'ammoniaque, la poudre cupro-sodique prend rapidement une teinte bleu-azur, et en répétant l'expérience que j'ai indiquée plus haut, expérience qui consiste à projeter des parcelles de poudre sur une goutte d'eau, on voit ces parcelles tomber tout de suite en prenant une teinte bleue très belle et en formant dans toutes les directions de petits courants gélatineux qui se solubilisent plus ou moins et se dispersent dans tout le liquide. Après dessication, on peut constater que le dépôt est très adhérent et lentement solubilisable.

Il fallait maintenant calculer la quantité de carbonate d'ammoniaque à ajouter. Il paraissait probable que ce sel mis en excès précipiterait tout le cuivre et solubiliserait davantage le précipité d'hydrocarbonate, et qu'au contraire, en petite quantité, il donnerait un hydrocarbonate à la fois plus adhérent, parce qu'il serait un peu plus facilement gélatinisable, et en même temps plus soluble. Il importait alors de connaître théoriquement la réaction qui se produit en mettant les 3 sels en présence : sulfate de cuivre, carbonate de soude et carbonate d'ammoniaque.

Je pense que l'hydrocarbonate obtenu dans ce cas se rapproche du type *azurite* et a la formule suivante :

$$2(CuO,CO^2)+CuO,HO.$$

La formule équivalente de la réaction est alors :

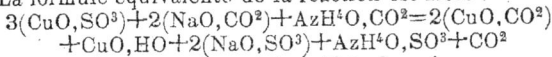

$$3(CuO,SO^3)+2(NaO,CO^2)+AzH^4O,CO^2=2(CuO,CO^2)$$
$$+CuO,HO+2(NaO,SO^3)+AzH^4O,SO^3+CO^2$$

Or, le poids proportionnel de sulfate de cuivre correspondant à 3 équivalents est de $3\times124.5=373.5$. Pour les 2 équivalents de carbonate de soude, ce poids est de $2\times143=286$, et pour l'équivalent de carbonate d'ammoniaque, de 48.

Ces nombres sont dans le rapport de

7.78   5.95   1.

sulfate de cuivre, carbonate de soude, carbonate d'ammoniaque.

Soit pour remédier aux inconvénients du mélange non intime et diminuer un peu le prix de revient de la poudre :

7,5   6,25   1.

Peut-être, dans la suite aurai-je à modifier quelque peu ces rapports; mais je crois que, pour le moment, il est utile de ne point trop s'éloigner de la formule théorique.

Quand la poudre eut ainsi satisfait aux principaux *desiderata* des viticulteurs, il ne restait plus qu'à s'occuper du procédé de fabrication, et du côté économique.

Pour le premier, je dois dire tout de suite qu'il n'est pas à la portée des viticulteurs. Il faut, en effet, faire fondre les 2 sels, sulfate et carbonate, dans leur eau de cristallisation à des températures atteignant et même dépassant 200 de grés, puis les réduire en poudre; il faut de plus pulvériser le carbonate d'ammoniaque à froid, faire un mélange intime des 3 sels, etc. etc.

Toutes ces opérations ne peuvent être faites qu'industriellement. J'ai cependant cherché à employer le carbonate de soude pur cristallisé qui est assez facile à réduire en poudre à froid, mais il est trop déliquescent.

Pour satisfaire le côté économique, il aurait fallu pouvoir réduire la quantité de sulfate de cuivre qui est le sel le plus cher, et augmenter celle du carbonate de soude qui est très bon marché, mais l'emploi de ce dernier sel au-delà d'une certaine limite brûle les feuilles, ainsi que nous l'avons vu plus haut, et la poudre devient graveleuse et peu adhérente.

J'ai songé un instant à employer le sel marin seul ou associé au carbonate d'ammoniaque. Dans le premier cas, on obtient un chlorure de cuivre vert, qui, par dessication à l'air, devient jaune, rouge et même noir sous l'influence de la chaleur. Ce procédé doit être abandonné, que l'emploi du sel marin se fasse par voie sèche ou par voie humide, car le chlorure de cuivre se transforme en petits cristaux extrêmement peu adhérents, et le cuivre s'y trouve dans un état qui ne lui permet point d'agir comme l'oxyde du sulfate.

J'ai abandonné aussi la seconde idée, parce qu'elle rendait le procédé plus cher que celui au carbonate de soude seul, et parce qu'elle donne des poudres ou des liqueurs peu adhérentes.

Pour plus d'économie, on peut se dispenser même d'ajouter du carbonate d'ammoniaque au mélange du sulfate de cuivre et de carbonate de soude, mais je pense que cette addition, faite en petite quantité, n'augmentera guère le prix de la poudre et lui donnera une plus grande adhérence.

Un autre moyen d'augmenter l'adhérence et de diminuer le prix de revient de la poudre serait d'ajouter au mélange cupro-sodique du sulfate de magnésie ou d'alumine, lesquels coûtent moitié moins cher que le sulfate de cuivre. Parmi toutes les formules que j'ai mises en expérience il y en a qui ont, en proportion variable, l'un ou l'autre de ces 2 sels à la place du carbonate d'ammoniaque. Toutes ces poudres, j'en suis sûr, donneront des résultats contre le Mildew, et seront plus adhérentes que celles à base de sulfate de cuivre et de chaux.

Du reste, je soupçonne fort le sulfate de magnésie, qui a, comme on sait, une saveur amère, d'avoir une action toute spéciale sur les spores du Mildew. Dès que le cryptogame se sera développé, je me propose d'étudier comparativement avec le sulfate de cuivre, comme l'a fait M. Millardet, pour la chaux, les sulfates de fer et de cuivre, la valeur de ce sel comme antidote du Mildiou.

Le sulfate de magnésie (MgO,SO^3+7HO) fond dans son eau de cristallisation et abandonne une partie de cette eau à 132 degrés. Il la perd tout à fait à 210°.

Après calcination, il est très facile à réduire en une poudre fine, qui, mélangée à la poudre cupro-sodique, donne des précipités d'hydrocarbonate de cuivre et de magnésie un peu plus adhérents que le précipité seul d'hydrocarbonate de cuivre.

La réaction qui se produit pour le sulfate de magnésie en présence du carbonate de soude est la suivante :

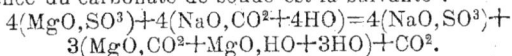

$$4(MgO,SO^3)+4(NaO,CO^2+4HO)=4(NaO,SO^3)+$$
$$3(MgO,CO^2+MgO,HO+3HO)+CO^2.$$

Ce précipité, qui n'est autre que la magnésie blanche des pharmaciens, est peu soluble dans l'eau pure mais un peu plus dans l'eau chargée d'acide carbonique ou de carbonate d'ammoniaque. Par évaporation, à température peu élevée, on obtient du carbonate de magnésie hydraté (MgO,CO^2+3HO) qui perd son eau sous l'influence d'une légère élévation de température et donne du carbonate anhydre en gelée.

L'équivalent du sulfate de magnésie étant 123 et celui du carbonate de soude 143, il est facile de calculer que la quantité de ce dernier sel capable de précipiter tout le sulfate est de 1^k16.

Mais d'après la formule de la réaction précédente, quand on mélangera le sulfate de magnésie au sulfate de cuivre, on pourra mettre 2 de sulfate de magnésie pour 1 de sulfate de cuivre ; et pour précipiter ces 2 sels, on ajoutera successivement 2 et 1 de carbonate de soude pour avoir à la fois de l'hydrocarbonate de magnésie et de cuivre :

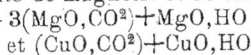

$$3(MgO,CO^2)+MgO,HO$$
$$et (CuO,CO^2)+CuO,HO$$

En me basant sur ces données j'ai préparé 2 poudres formées

l'une de
{ 1 partie de sulfate de cuivre.
{ 3 id. carbonate de soude.
{ 2 id. sulfate de magnésie.

l'autre de
{ 1 partie de sulfate de cuivre.
{ 1 id. sulfate de magnésie.
{ 2 id. carbonate de soude.

Au lieu de sulfate de magnésie on peut employer le sulfate d'alumine qui coûte à peu près le même prix que le sulfate de magnésie et a une saveur astringente. Je ne sais quelle action peut avoir ce sel sur les spores du mildiou, mais ce qui est certain, et bien connu des chimistes, c'est que, avec le carbonate de soude, le sulfate d'alumine donne de l'alumine hydratée très gélatineuse qui retient l'hydrocarbonate de cuivre avec une grande énergie, en formant une espèce de laque bleu-verdâtre.

La formule du sulfate d'alumine est $Al^2O^3,3SO^3$.

La réaction qui se produit avec le carbonate de soude est la suivante :

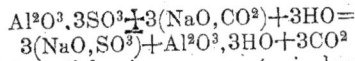

$$Al^2O^3,3SO^3+3(NaO,CO^2)+3HO=$$
$$3(NaO,SO^3)+Al^2O^3,3HO+3CO^2$$

Or, le sulfate d'alumine a pour équivalent 345 et les 3 équivalents de carbonate de soude : 329, on devra donc employer pour 1 kilo de sulfate d'alumine $\frac{1 \times 329}{345}$ 0^k955 de carbonate de soude pour tout précipiter l'alumine, soit approximativement un kilo.

Dans une association de sulfate d'alumine avec le sulfate de cuivre on pourra mettre :

1 de sulfate de cuivre.
1 de sulfate d'alumine.
2 de carbonate de soude.
ou 1 de sulfate de cuivre.
2 id. d'alumine.
3 de carbonate de soude.

Contributions nouvelles à l'étude du nouveau procédé bourguignon contre le Mildew.

Après de récentes expériences maintes fois répétées, nous avons remarqué que l'addition, même faible, d'une certaine quantité de liqueur de savon à une dissolution de sulfate de cuivre donne des oléates, des margarates et des stéarates de cuivre ainsi que du sulfate de soude, formant un mélange extrêmement adhérent.

Les 3 sels de cuivre s'agglomèrent par l'agitation en un précipité cailleboté presque aussi collant que la poix ordinaire, surtout si on opère sur des solutions concentrées de sulfate de cuivre. Pas un pulvérisateur ne parviendrait à répandre le liquide obtenu dans ces conditions; mais, si l'on n'ajoute que peu de savon, l'inconvénient ci-dessus n'est pas à redouter; même si on fait l'expérience avec les liqueurs cupro-sodiques dont nous avons donné la composition il y a quelques jours, on voit se produire une solubilisation partielle du précipité, c'est-à-dire que les grumeaux collants font place à un magma gélatineux uniforme qui est lentement soluble dans le carbonate d'ammoniaque et peut être désagrégé petit à petit par la chute des pluies. L'adhérence de ce précipité est encore plus grande que celle de l'hydro-carbonate de cuivre.

La composition du savon blanc de Marseille étant en moyenne pour 100 :

Acide gras 50, alcali 4.5, eau 45.5

Et la quantité pour cent de soude du carbonate étant environ de 21.70, on voit qu'il faut employer en poids 5 fois plus de savon que de cristaux de soude pour produire le même effet sur le sulfate de cuivre. En admettant que dans la formule(1 kil. de sulfate et 1 kil. de carbonate),on veuille réduire le carbonate à 0ᵏ75 et ajouter en savon la quantité correspondante à 0ᵏ25 de ce carbonate, on devra adopter théoriquement la formule suivante :

1 kilo de sulfate de cuivre.

0.750 de carbonate de soude.

1ᵏ250 de savon.

Dans les nombreuses expériences que nous avons faites, la dose de savon a varié depuis 0ᵏ25 jusqu'à 1ᵏ25, en l'augmentant par chaque formule de 0ᵏ25. Dans d'autres essais, nous avons conservé l'ancienne formule : (1 kil. de sulfate et 1 kil. de carbonate) que nous maintenons toujours intégralement, et nous avons fait varier dans les mêmes proportions la quantité de savon.

Voici les résultats auxquels nous sommes arrivé :

La formule { 1 kil. de sulfate de cuivre. 0ᵏ75 de carbonate de soude. 1ᵏ25 de savon blanc de Marseille

donne une liqueur qui présente des grumeaux assez abondants et un peu poisseux.

La partie liquide est un peu plus verte et un peu plus filante qu'avant l'addition de savon.

Cette formule peut se répandre par la pulvérisation; mais il est nécessaire de bien nettoyer l'instrument après s'en être servi. Jusqu'à la formule 1 kil. de sulfate, 0ᵏ75 de carbonate et 0ᵏ20 de savon, la liqueur offre peu de différence avec la précédente sous le rapport de l'aspect, mais il semble qu'elle devienne moins grumeleuse et plus douce au toucher, quand on frotte le doigt contre les parois du vase qui la renferme. A partir de là, si on diminue encore la portion de savon, les taches apparaissent d'un plus beau bleu sur les feuilles.

La formule (1 kil.— 0ᵏ75 — et 0ᵏ25) s'applique très bien et donne une liqueur très belle. Dans nos essais avec la formule(1 kil. de sulfate et 1 kil. de carbonate),nous sommes parti de la dose de 100 grammes seulement, et nous avons pu descendre jusqu'à 20 et 25 grammes en constatant l'action du savon, mais au-dessous de cette limite et vers 10 et 15 grammes, on s'aperçoit que les taches perdent l'adhérence spéciale que leur donnait le savon, et qu'elles se comportent à peu près comme celles de l'hydrocarbonate de cuivre seul.

En résumé, les formules qui nous ont le mieux réussi sont les suivantes :

(1 kil. et 1 kil.),(2 kil. et 2 kil.),(1 kil. et 2 kil.),(2 kil. et 4 kil.), (sulfate et carbonate), chacune avec addition de 0^k125 à 0^k250 de savon sec de Marseille.

Nous pensons donc qu'il sera bon de conserver les anciennes formules que nous avons posées à l'origine ou de les diminuer de 0^k25 de carbonate de soude, et de leur ajouter de 0^k125 à 0^k250 de savon. On pourra même aller jusqu'à 0^k500 de savon pour celles qu'on diminuera de 0^k25. Cependant nous croyons qu'il est préférable de ne pas dépasser une demi-livre de savon et de se servir en même temps des anciennes formules.

Les dernières constatations que nous ayons faites ont trait à la quantité de liquide minimum à employer pour répandre convenablement le mélange de sulfate et de carbonate sans addition de savon.

La formule (1 kil. et 1 kil.) a été étendue successivement à 1 hectol., $0^{hl}75$, $0^{hl}50$, $0^{hl}25$, $0^{hl}20$.

Avec cette dernière quantité d'eau, on atteint la limite du pâteux, et la difficulté de pulvérisation est à craindre, bien que le magma gélatineux soit très coulant; de plus, au-dessous de $0^{hl}50$, il se produit avec de larges taches de liqueur, des gerçures, par dessication. Ce dernier inconvénient ne se produit pas quand on pulvérise finement.

Aucune brûlure n'a été observée dans tous les essais. Avec la formule (2 kil. et 2 kil.), la limite du pâteux est atteinte plus tôt et dès qu'on étend la liqueur à $0^{hl}50$. On voit aussi à ce moment apparaître de petites gerçures, mais on ne remarque toujours pas de brûlures.

Nous avons essayé dans les mêmes conditions des mélanges où il entrait une dose plus élevée de sulfate et de carbonate.

(1) 3 kil et 3 kil. pour 1 h^l. d'eau.
(2) 3 kil. et 3 kil. pour $0^{hl}50$.
(3) 3 kil. et 6 kil. pour 1 h^l.
(4) 4 kil. et 4 kil. pour 1 h^l.
(5) 4 kil. et 8 kil. pour 1 h^l.

Voici les constatations que nous avons faites :

(1) Pulvérisation bonne; il y a un peu de gerçures, mais aucune trace de brûlure.

(2) Le pâteux est atteint; il y a un grand dégagement

d'acide carbonique, le liquide se soulève et se boursoufle pendant quelques instants. Les grosses gouttelettes sont gerçurées.

(3) Pulvérisation très bonne; point de gerçures ni brûlures.

(4) Très bonne pulvérisation; très peu de gerçures ; les taches ont une belle teinte bleuâtre sur les feuilles.

(5) Mêmes remarques que pour (4) mais les taches sont bigarrées de bleu et de blanc. Après 3 ou 4 jours, on voit quelques brûlures assez peu importantes dues au carbonate en excès.

Ces expériences indiqueraient qu'on pourrait répandre 3 et 4 kilos de sulfate avec 100 litres d'eau seulement. Avec un pulvérisateur projetant de très fines gouttelettes et par suite ayant un faible débit, on pourrait peut-être n'employer que 100 à 150 litres de liquide, en un seul traitement, ce qui serait avantageux dans certains cas : quand on a peu d'eau à sa disposition ou que le vignoble est d'un accès difficile.

Nous nous réservons de faire des expériences précises à cet égard.

Nous avons cherché à introduire la liqueur savonneuse dans les poudres anticryptogamiques à base de sulfate et de carbonate de soude dont nous avons parlé dans un précédent numéro. Nous pensons y avoir réussi.

La dernière formule de poudre que nous ayons expérimentée est obtenue de la manière suivante :

Faire fondre dans leur eau de cristallisation les 2 sels (sulfate et carbonate). Ajouter à la poudre de sulfate la moitié ou le 1/3 environ de son volume d'eau de savon en dissolution concentrée, de façon à obtenir un magma vert plutôt sec qu'humide.

Chauffer pendant quelques instants ce magma épais : il prend une teinte gris-brunâtre et devient poudreux sans nouvelle pulvérisation. On n'a plus qu'à mélanger intimement cette poudre à la poudre carbonatée.

Au moment où le présent volume est sur le point de paraître, nous ne pouvons que relater les essais que nous faisons par voie sèche et par voie humide, avec le sel de Solvay, sorte de carbonate de soude qui coûte moins cher, à teneur égale en alcali, que le carbonate de soude ordinaire, et renferme moins d'eau.

Nous avons appliqué contre des insectes et cryptogames, de la vigne et des arbres fruitiers, la formule suivante qui est calculée pour 1 hectol. d'eau :

        2 kil. de sulfate de cuivre.
        2 kil. de carbonate de soude.
        3 à 4 litres d'huile de pétrole.

Le pétrole est ajouté d'abord à la dissolution sulfatée, et on agite vivement le mélange, dans lequel on verse ensuite la dissolution de carbonate de soude.

Enfin, nous pensons expérimenter aussi, dans le même but, un mélange de sulfate de cuivre et de sulfocarbonate de sodium, avec ou sans addition de savon et de carbonate de soude.

Nous nous réservons de faire connaître, plus tard, les résultats que nous en aurons obtenus.

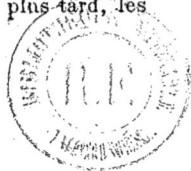

BEAUNE. — IMP. ARTHUR BATAULT

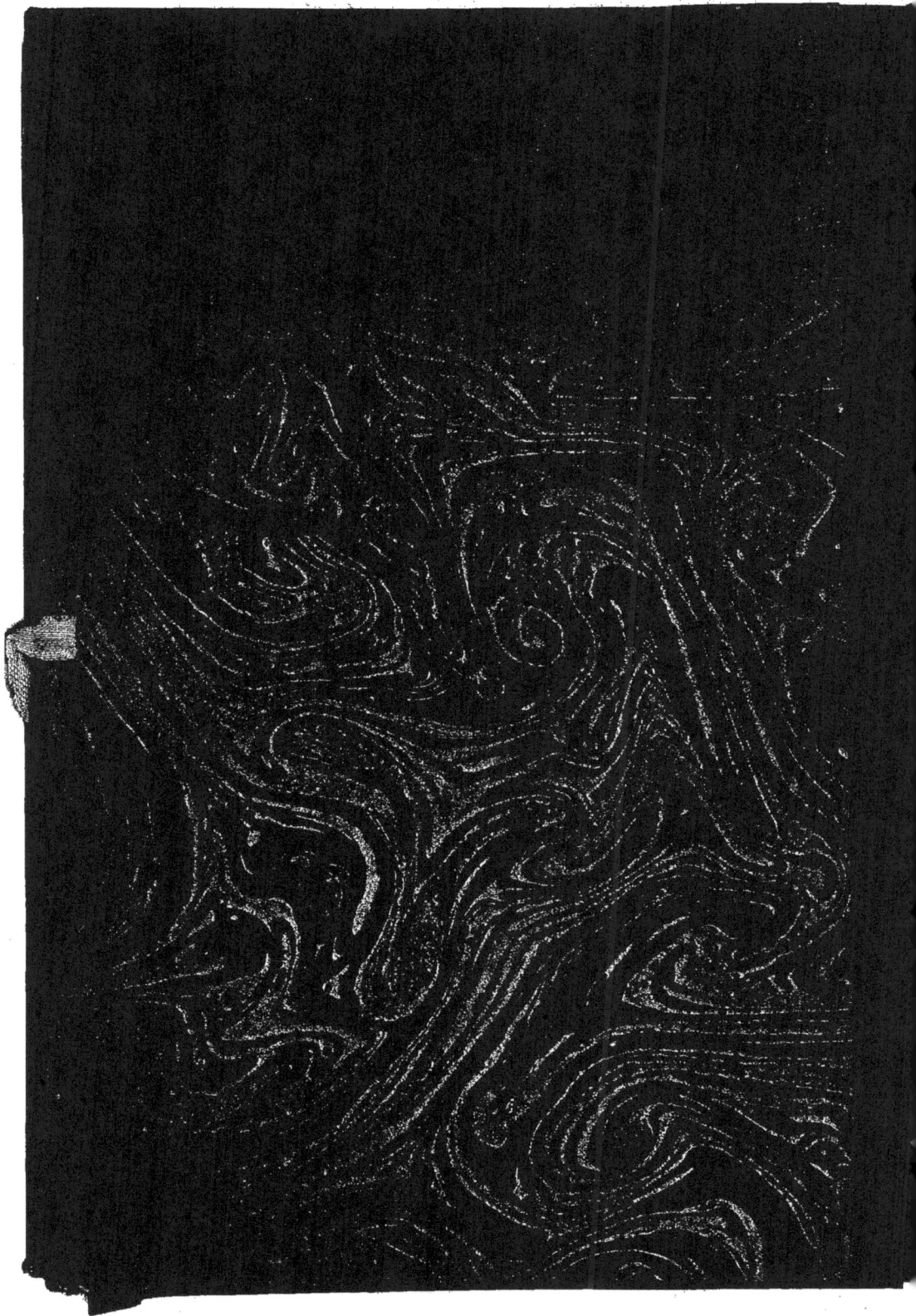

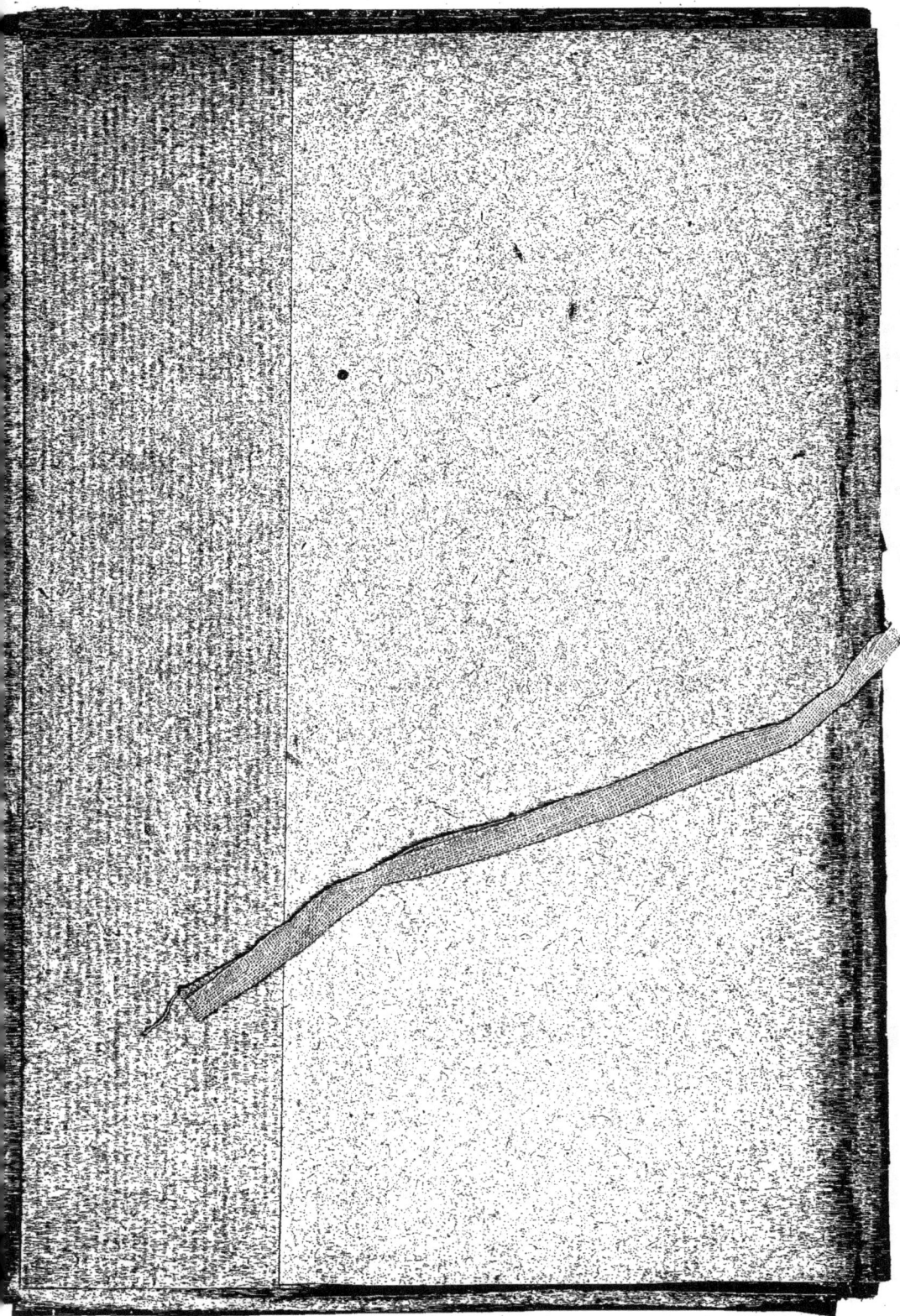